U0599261

奇异中草药·单方验方

第 2 册

杨卫平　夏同珩◎编著

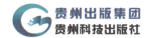

贵州出版集团
贵州科技出版社

图书在版编目（CIP）数据

奇异中草药·单方验方. 第2册 / 杨卫平, 夏同珩编著. --贵阳 : 贵州科技出版社, 2016.6（2025.1重印）
ISBN 978-7-5532-0442-0

Ⅰ. ①奇… Ⅱ. ①杨… ②夏… Ⅲ. ①中草药－基本知识②中草药－验方 Ⅳ. ①R282②R289.5

中国版本图书馆CIP数据核字(2016)第033634号

出版发行	贵州出版集团　贵州科技出版社
地　　址	贵阳市中天会展城会展东路A座（邮政编码：550081）
网　　址	http://www.gzstph.com　　http://www.gzkj.com.cn
出 版 人	熊兴平
经　　销	全国各地新华书店
印　　刷	北京兰星球彩色印刷有限公司
版　　次	2016年6月第1版
印　　次	2025年1月第2次
字　　数	325千字
印　　张	7.5
开　　本	889mm×1194mm　1 / 64
书　　号	ISBN 978-7-5532-0442-0
定　　价	49.00元

天猫旗舰店：http://gzkjcbs.tmall.com

前　言

　　时代的进步加快了人们前进的步伐，人们的生活方式日新月异，以提高生活质量为追求的目标。要提高我们的生活质量，有很多方面的内容，其中最主要的一方面，就是追求健康强壮的体魄，以此为基础更好地工作和生活。要有健康强壮的体魄，除了有良好的心态和合理的体育锻炼、正常的生活起居外，更重要的是疾病的预防和治疗。疾病的预防和治疗，使用药物是常用的手段之一。我国目前对于新药的分类，是将药物分为中药、天然药物、化学药品和生物药品三大部分，其中化学药品及生物药品在防治疾病的同时，也对人体产生一定的毒副作用，有些化学药品长久使用，可对人体造成伤害，尤其对血液、肾脏、肝脏等重要组织和脏器有毒性作用，甚至造成不可逆的损害。中药（中草药）相对于西药来说，除有毒性的外，大部分对人体的毒副作用都较小，作用温和，对人体有一定的营养、滋补作用，可以提升人体的素质，增强抗病能力。再加上当前人们厌倦钢筋混凝土"森林"的枯燥乏味生活，追求回归自然的生活方式，除到大自然中去放松身心、陶冶情操外，用毒副作用小的中草药来防病治病，强身健体，已成为当前一种流行时尚。因此，有一部图文并茂、易学、易懂、易用，方便随身携带的中草药图书，就可以为人们在用中草药防治疾病方面多提供一种选择。

为顺应时代需求，我们特撰写了口袋书系列中的《奇异中草药·单方验方》一书，共四册。

本书收载的中草药品种，是在参考相关书籍的基础上，以方便、易得、有效为原则，并兼顾观赏、食用等方面而选择的。

每药按中文名（附拉丁文名）、别名、医籍记载、药物来源、形态特征（突出鉴别特征）、生境及分布、药用部位及采收、性能功效及单方验方举例、观赏或药膳、主要化学成分、现代研究（含临床应用）等列项编写。每个品种配图2～4幅。图片美观清晰、形态特征明显。

本书主要编写人员为贵阳中医学院药学院教师，除署名作者外，还有冯泳、夏璇、杨成华、熊源新、杨传东、云雪林、周静、梅颖、董发发、刘绍欢、宋胜武、严福林、李琼、刘虹、黄敏、姜东辉等参加了本书的编写。

由于编者受学识水平所限，书中难免有错漏之处，敬请广大读者不吝指正，对此深表谢意。

编著者

目　录

1　地涌金莲

【别名】地金莲。

【医籍记载】《滇南本草》："治妇人白带红崩日久，大肠下血。"

【来源】芭蕉科植物地涌金莲*Musella lasiocarpa* (Franch.) C.Y.Wu ex H.W.。

【形态特征】多年生草本。丛生，具假茎和匍匐茎，高约60cm，基部有宿存的叶鞘；叶长椭圆形，长达50cm，宽20cm，叶面有白粉，具短柄。花序直立，密集，苞片黄色；每苞片内有花2列，每列4~5朵花，在花序的下部为雌花，上部为雄花。

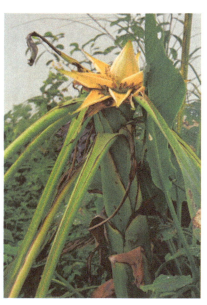

【生境及分布】生于海拔1500~2500m的山间坡地，或栽种于庭院。喜温暖湿润

气候，忌严寒。分布于云南等地。

【药用部位及采收】药用花。开花季节分批采集，阴干备用。

【性能功效】味苦、涩，性寒。清热解毒，止带止血。

【单方验方】1. 治崩漏带下：地涌金莲15g，水煎服。
2. 治肠风下血：地涌金莲、鹿仙草各20g，水煎服。3. 治疮痈肿毒：地涌金莲鲜品适量，捣烂外敷。

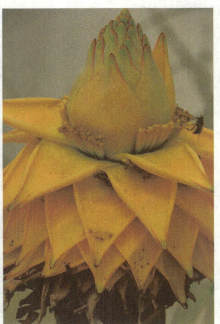

【园艺价值】为中国特产花卉，花期长达半年，是佛教寺院的"五树六花"之一。

【现代研究】临床上用于治疗丹毒、痈疮，便血，月经不调和带下等。

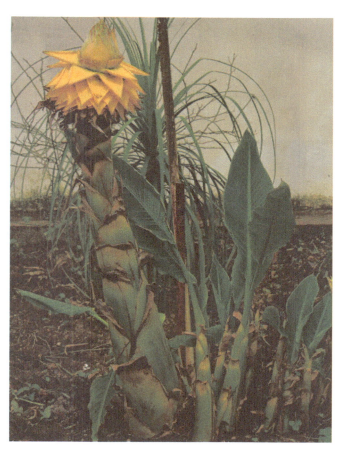

2　紫金标

【别名】小蓝雪。

【医籍记载】《云南中草药》："通经活络，祛风湿。"

【来源】白花丹科植物小蓝雪花*Ceratostigma minus* Stapf. ex Prain。

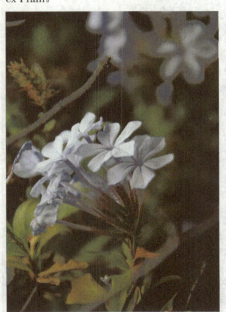

【形态特征】落叶小灌木，高0.5~1.5m。基部常木质化。老枝红褐色或暗褐色，新枝密被白色或黄白色长硬毛。叶互生；叶柄短，基部无抱茎的鞘；叶片倒卵形、匙形或近菱形，先端钝或圆，下部渐狭成柄，上面无毛，下面被较硬长毛，两面均被钙质颗粒。小头状花序顶生或腋生；苞片长圆状卵形；花萼绿色，筒状，顶部5裂；花冠高脚碟状，筒部紫色，花冠裂片蓝色，5裂；雄蕊下位。蒴果盖裂。花期7~10月，果期8~11月。

【生境及分布】生于干燥向阳山坡或地埂边。分布于我国西南及甘肃、西藏等地。

【药用部位及采收】药用根。全年可采，洗净，切碎，晒干备用。

【性能功效】味辛、苦，性温；有毒。祛风湿，通经络，止痛。

【单方验方】1．治风湿性关节疼痛、腰腿扭伤疼痛，或跌打损伤：紫金标15g，加酒500ml，浸泡7天后用，每次10ml，每日2次；或取鲜品适量，捣烂外敷。2．治疟腮肿痛：紫金标鲜品30g，捣烂取汁内服。

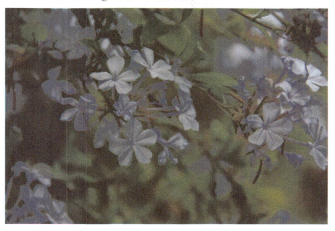

【园艺价值】做地栽、盆栽或插花配材观赏。观花类。7~10月观紫蓝色花。

【现代研究】临床上用于治疗风湿病，肢体麻木，跌打损伤，腰腿疼痛或骨折，脉管炎和腮腺炎疼痛等。

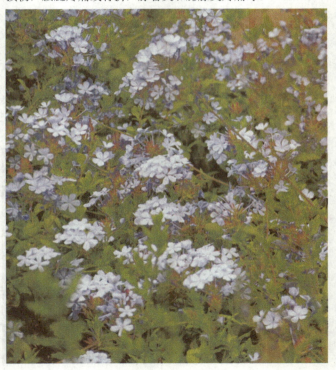

3 玉簪花

【别名】玉簪。

【医籍记载】《本草纲目拾遗》："治小便不通。"

【来源】百合科植物玉簪 *Hosta plantaginea* (Lam.) Ascherson。

【形态特征】多年生草本，具粗根茎。叶根生，成丛，叶片卵形至心状卵形，先端急尖，绿色，有光泽，主脉明显。花茎自叶丛中抽出，较叶长，顶端常有叶状的苞片1片；花白色，夜间开花，味芳香，向上生长；花被漏斗状；雄蕊6枚，雌蕊1枚。蒴果细长。种子黑色，有光泽。花期7~8月，果期8~9月。

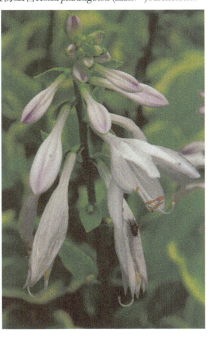

【生境及分布】生于阴湿地区。喜阴湿、肥沃的土壤。我

国各地有栽培。

【**药用部位及采收**】药用花。花开前期或初开时分批采摘，阴干备用。

【**性能功效**】味甘，性凉；有小毒。清热解毒，利尿通淋。

【**单方验方**】1．治咽喉肿痛：玉簪花3g，板蓝根15g，玄参15g，水煎服。2．治小便不通：(1)玉簪花、蛇蜕各6g，丁香3g，共为末，每次服3g，酒调送下。(2)玉簪花、灯芯草各3g，萹蓄、车前草各12g，水煎服。

【**园艺价值**】做地栽、盆栽或插花配材观赏。观花类。8~10月观白色花。

【**现代研究**】临床上用于治疗急性咽喉炎肿痛，泌尿道感染或结石，小便不利等。

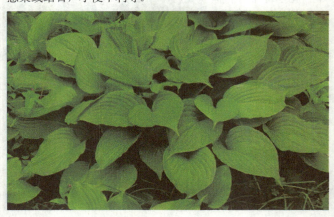

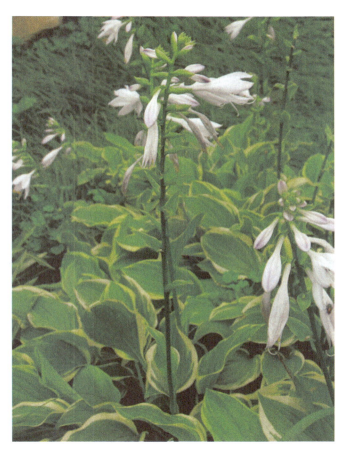

4 岩百合

【别名】百合。

【医籍记载】《神农本草经》（简称"《本经》"）："主邪气腹胀、心痛。利大小便，补中益气。"

【来源】百合科植物百合*Lilium brownii* F. F. Brown ex Miéllez var. *viridulum* Baker。

【形态特征】多年生草本。鳞茎圆锥形，具薄膜，白色。

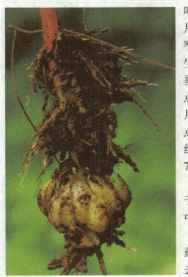

叶散生于茎中部，无柄；叶片条形，先端锐尖，基部渐窄，有中脉。花一至数朵，生于茎顶或茎端叶腋间，俯垂，鲜红色或紫红色，无斑点或有少数斑点，花被片6片，向外反卷，具紫色斑点；花药长圆形，花粉深橘红色。蒴果长椭圆形。花期7~8月，果期9月。

【生境及分布】生于山坡灌丛中或石山缝隙中。分布于我国各地。

【药用部位及采收】药用鳞茎。秋冬季采收，除去地上部分，洗净泥土，剥取鳞片，用沸水稍浸泡或微蒸过，再晒干或微火烘干备用。

【性能功效】味甘，微苦，性凉。润肺止咳，清热解毒。

【单方验方】1．治感冒咳嗽：岩百合、岩豇豆、岩白菜各30g，水煎服。2．治血尿、血淋：岩百合、反背红、白茅根各15g，水煎服。3．治咽喉肿痛：岩百合、草玉梅、虎杖各10g，水煎服。4．治耳痛流脓：鲜岩百合适量，捣汁滴耳。

【药膳】鲜鳞茎洗净，生食，或烧熟、炒熟后食用，或提取淀粉用开水冲成糊状食用，或干品做甜食、熬粥食用，或制成芡粉做食品调料。

【园艺价值】做地栽或切花观赏，观花类。白色或粉红色花，芳香。

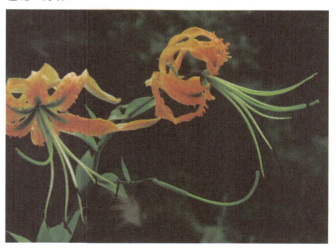

【主要化学成分】茎叶含百合苷C。

【现代研究】药理研究显示，岩百合有镇咳、平喘和祛痰作用，能增强呼吸道排泄功能，对抗组织胺引起的蟾蜍样哮喘。临床上用于治疗慢性肺结核久咳，支气管扩张咯血，肺部感染，肺脓肿，疮痈溃疡，神经衰弱和妇女更年期综合征等。

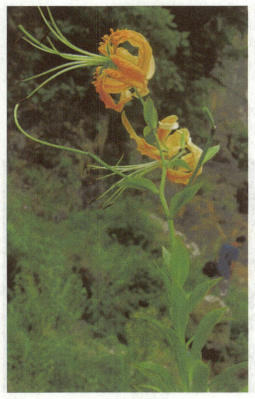

5　金钱草

【**别名**】过路黄，大金钱草。

【**医籍记载**】《本草纲目拾遗》："治黄疸初起，又治脱力反胃噎膈，水肿鼓胀，及毒蛇咬伤，捣此草汁饮，以渣罨伤口。"

【**来源**】报春花科植物过路黄 *Lysimachia christinae* Hance。

【**形态特征**】多年生草本，高20~60cm。茎柔弱，匍匐地面；叶、萼、花冠均具点状或条纹状黑色腺体。叶对生，卵状披针形或卵形，先端钝尖或钝，基部楔形或心形，全

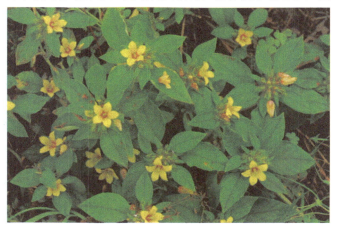

缘，有叶柄。花黄色，成对腋生，具花梗；萼片5片；花瓣5瓣，长为萼片的2倍；雄蕊5枚，3枚较长；子房上位。蒴果球形或近球形。

【生境及分布】生于山坡疏林、湿地。喜温暖湿润环境，宜适当荫蔽，以土壤疏松、肥沃的山地夹砂土、富含腐殖土栽培为宜。分布于我国华东、华南、西南、华中及陕西、甘肃、山西等地。

【药用部位及采收】药用全草。5~6月采收，鲜用或晒干备用。

【性能功效】味苦、酸，性凉。清热利湿，解毒消肿。

【单方验方】1. 治石淋涩痛：金钱草、园麻根、炮仗花根各30g，水煎服。2. 治湿热黄疸：金钱草、齐头蒿、凤尾草各30g，水煎服。3. 治感冒咳嗽：金钱草、五匹风、大毛

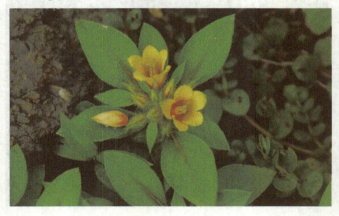

香各20g，水煎服。4．治瘰疬：金钱草适量，捣烂外敷。
5．治疗疮：金钱草、天葵各适量，捣烂外敷。

【园艺价值】做地栽或草坪观赏，观叶类。5~7月观黄色花。

【主要化学成分】全草含酚性成分和甾醇，黄酮类，氨基酸，鞣质，挥发油，胆碱，钾盐等。

【现代研究】药理研究显示，金钱草有显著利尿作用，利于输尿管结石下移；有溶解膀胱结石作用，还能促进胆汁排出而有利胆、排胆结石作用。临床上用于治疗泌尿系结石，胆道感染，痢疾，痔疮，丹毒，带状疱疹，跌打损伤及婴儿肝炎综合征等。

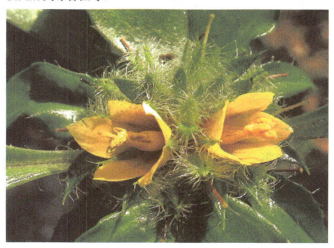

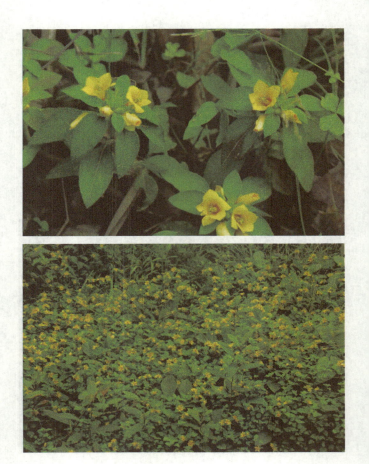

6 追风伞

【别名】一把伞，狭叶落地梅。

【医籍记载】《贵州民间方药集》："驱风镇静，治风湿疼痛，半身不遂。"

【来源】报春花科植物狭叶落地梅*Lysimachia pariformis* Franch. var. *stenophylla* Franch.。

【形态特征】多年生草本，高约30cm。须根淡黄色。茎丛生，不分支，近基部红色，有柔毛。茎下部叶退化，很小，对生；茎顶叶轮生，多为4~7片，大小不等，圆形至倒卵形，先端急尖，基部阔楔形至狭楔形，全缘或稍成皱波状。

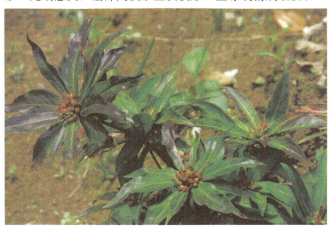

花簇生于茎顶，花萼合生成球形，上部开裂。蒴果球形。

【**生境及分布**】生于山谷、林下。分布于贵州及长江以南各地。

【**药用部位及采收**】药用根和全草。全年可采收，洗净，晒干备用。

【**性能功效**】味苦、辛，性温。祛风除湿，活血化瘀。

【**单方验方**】1. 治风湿麻木：追风伞、红禾麻、大风藤各50g，泡酒服。2. 治跌打损伤：追风伞、岩马桑、九月生、小血藤各30g，泡酒服。3. 治脚转筋：追风伞、伸筋草各20g，木瓜10g，水煎服。4. 治小儿惊风：追风伞、九头狮子草各10g，水煎服。5. 治骨折：追风伞、水冬瓜、半边山各适量，捣烂包敷患部。

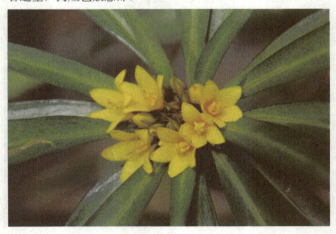

【园艺价值】做地栽、盆栽或草坪观赏，观叶或观花类。5~8月观黄色花。

【现代研究】临床上追风伞用于治疗风湿病肌肉麻木，小儿惊风，跌打损伤和骨折等。

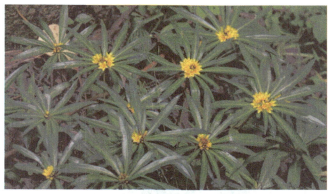

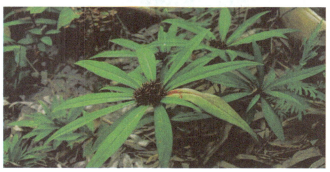

7 佛座草

【别名】宝盖草。

【医籍记载】《植物名实图考》："养筋，活血，止遍身疼痛。"

【来源】唇形科植物宝盖草*Lamium amplexicaule* L.。

【形态特征】一年生直立草本。茎柔弱，方形，常带紫色，被有倒生的稀疏毛，高10~60cm。叶肾形或圆形，基部心形或近圆形，边缘有圆齿或小齿，两面均被毛；根出叶有柄，茎生叶无柄，基部抱茎。轮状花序腋生，每花轮有花数朵，腋生。小坚果长圆形，具3条棱，黑褐色。花期3~4月，果期6月。

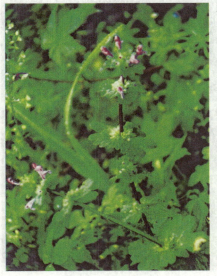

【生境及分布】生长在路旁、田埂或荒地上。分布于我国南北各地。

【药用部位及采收】药用全草。5~6

月采收，除去泥沙及杂质，洗净，晒干备用。

【性能功效】味辛、苦，性微温。活血散瘀，解毒消肿。

【单方验方】1．治痤疮：佛座草、嫩益母草、红浮萍、山冬青叶各等量，泡酒外擦。2．治无名肿毒：佛座草15g，水煎服。3．治跌打损伤、红肿疼痛：佛座草、苎麻根、大戟各等份，加鸡蛋清、蜂蜜共捣碎，外敷伤处，每日一换。4．治瘰疬肿痛：佛座草60～90g，鸡蛋2~3个，同煮，去蛋壳后，继续煮半小时，吃蛋饮汤。

【园艺价值】做地栽或草坪观赏，观叶或观花类。

【主要化学成分】全草含环臭蚁醛类，野芝麻苷，野芝麻酯苷，野芝麻新苷和山栀苷甲酯等。

【现代研究】临床上佛座草用于治疗跌打损伤，筋骨疼痛，骨折，黄疸型肝炎，面神经麻痹，鼻渊头痛和湿疹等。

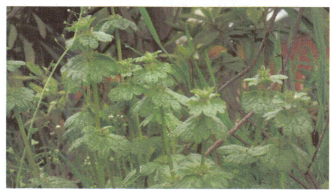

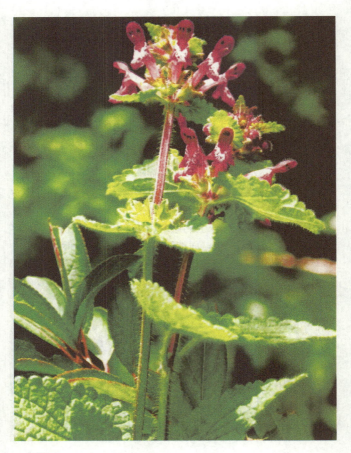

8 茺蔚

【别名】茺蔚子，益母草，坤草。

【医籍记载】《本草从新》：（果实）"终是滑利之品，非血滞、血热者勿与。"《本草纲目》：（地上部分）"活血破血，调经解毒。治胎漏，产难，胎衣不下，血晕，血风，血痛，崩中漏下，尿血，疳，痢，痔疾，打仆内损，瘀血，大便、小便不通。"

【来源】唇形科植物益母草*Leonurus japonicus* Houtt.。

【形态特征】一年或二年生草本。茎直立，方形。叶对生；叶片略呈圆形，直径4~8cm，叶缘5~9条浅裂，基部心形；上下两面均被短柔毛；花序上的叶呈条状披针形，全缘。轮伞花序；花萼筒状钟形；花冠粉红色或淡紫色，花冠筒内有毛环，中裂片倒心形；雄蕊4枚；子房4裂，柱头2裂。坚果三棱形。花期6~8月，果期7~9月。

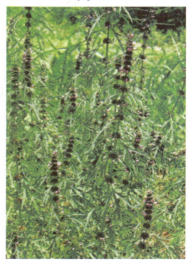

【**生境及分布**】生于山野荒地、田埂、草地、溪边等处。喜温暖湿润气候，多生于土层深厚、富含腐殖土或排水良好的砂质土中。分布于我国各地。

【**药用部位及采收**】药用地上部分或果实（药名为"茺蔚子"）。地上部分：夏季生长茂盛花未全开时采收，割取地上部分，除去泥沙，洗净，晒干备用。果实：8~10月果实成熟时割取全株，晒干，打下果实，筛净果皮和杂质，备用。

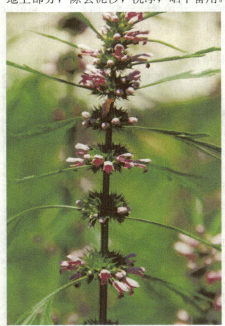

【**性能功效**】果实：味甘、辛，性微寒；有小毒。活血调经，清肝明目。地上部分：味辛、微苦，性微寒。活血调经，利尿消肿。

【**单方验方**】果实：1. 治乳痈恶痛：茺蔚子30g，捣烂外敷，并取汁内服。2. 治阴挺腰痛：茺蔚子15g，枳壳12g，水煎服。3．治肝火上炎目赤肿痛：茺蔚子、菊花、蒺藜、牛膝各10g，水煎服。

地上部分：1．治痛经：茺蔚30g，水煎服。2．治白带过多：茺蔚15g，夜关门10g，香椿皮10g，水煎服。3．治产前产后诸病：茺蔚适量，加红糖与水浓煎，每日服用。4．治疗月经不调：(1)茺蔚、元宝草、马鞭草、小血藤各15g，水煎服。(2)茺蔚、仙鹤草各30g，水煎浓汁服。

【药膳】 嫩茎叶鲜用，采后洗净，余后凉拌，或炒、煮粥、做汤，或做馅食用。

【园艺价值】 做地栽或草坪观赏，观花和观叶类。4~9月观粉红色至淡紫红色花。

【主要化学成分】 果实含益母草宁碱、水苏碱等生物碱，脂肪油和维生素A样物质等。地上部分含益母草碱、水苏碱、益母草定碱、益母草宁碱等生物碱；尚含苯甲酸，月桂酸、亚麻酸、β-亚麻酸，延胡索酸及芸香苷等。

【现代研究】 药理研究显示，果实有轻微降压作用。地上部分有抗血小板聚集及抗血栓形成，抗心肌缺血，改善微循环，扩张血管，兴奋呼吸中枢，兴奋子宫和利尿等作用。果实临床上果实用于治疗月经不调，子宫脱垂，原发性高血压，乳腺炎和小儿消化不良，大便异常等。地上部分用于治疗功能性子宫出血，产后子宫复位不全，冠心病心绞痛，原发性高血压病，妊娠期高血压，高脂血症和肾炎水肿等。

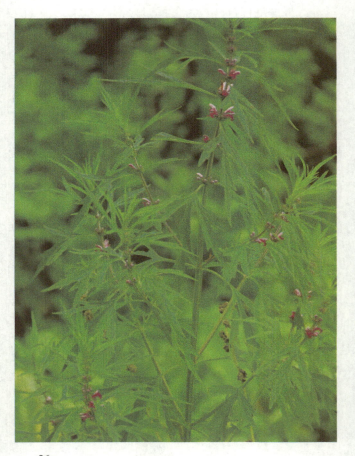

9 錾菜

【别名】白花茺蔚。

【医籍记载】《本草拾遗》："主破血。产后腹痛，煮汁服之；亦捣碎敷疔疮。"

【来源】唇形科植物錾菜 Leonurus pseudo-macranthus Kitag.。

【形态特征】一年生草本，全体较粗糙。茎直立，高达40~100cm，方形，有节。叶厚，带革质，对生，两面均有灰白色毛；下部的叶有长柄，卵圆形或羽状3深裂，先端锐尖，基部楔形，边缘有粗锯齿和缘毛；中部的叶有短柄，披针状卵圆形，有粗锯齿；枝梢的叶无柄，椭圆形至倒披针形，全缘。花多数，腋生成轮状，无柄；苞片线形至披针

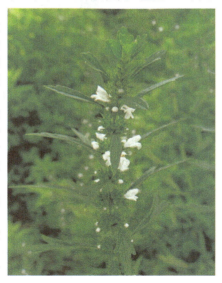

形，或为刺状，有毛；萼钟状，5条脉，萼齿5枚，先端刺尖；花冠白色，常带紫纹，上唇匙形，先端微凹，有缘毛，下唇3浅裂；雄蕊4枚，2强；子房4裂，花柱丝状，柱头2裂。小坚果黑色，有3条棱，表面光滑。花期7~9月，果期10~11月。

【生境及分布】生于向阳的山坡、路边和荒地上。分布于我国东北、华北、华中、华东及西南等地。

【药用部位及采收】药用全草。夏季生长茂盛、花未全开时采收，割取地上部分，除去泥沙，洗净，晒干备用。

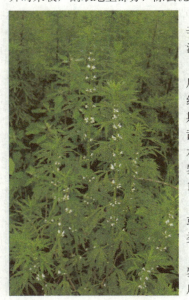

【性能功效】味甘、辛，性平。活血调经，解毒消肿。

【单方验方】1. 治产后腹痛：鋆菜10g，桃仁、红花各6g，水煎服。2. 治经期不准，腰腹疼痛：鋆菜、茜草各9g，鸡冠花15g，水煎服。3. 治月经不调：鋆菜、当归、生地、熟地各10g，丹参15g，水煎服。

【园艺价值】做地栽或草坪观赏，观花和观叶类。4~6月观白色花。

【现代研究】临床上鋆菜用于治疗月经不调，产后腹痛、恶露不尽等。

10　泽　兰

【别名】地笋叶。

【医籍记载】《本经》："主乳妇内衄、中风馀疾；大腹水肿，身面、四肢浮肿，骨节中水；金疮，痈肿疮脓。"

【来源】唇形科植物毛叶地瓜儿苗*Lycopus lucidus* Turcz. var. *hirtus* Regel。

【形态特征】

多年生草本，高40~100cm。地下根茎横走，稍肥厚，白色。茎直立，方形四棱，中空，茎棱上被白色小硬毛，节上被密集硬毛。叶交互对生，披针形至广披针形，先端长锐尖或渐尖，基部楔形，边缘有粗锯齿；近革质；叶柄短。轮伞花序腋生，花小，多数；萼钟形，先端5裂；花瓣

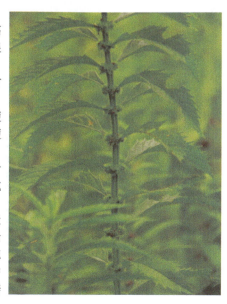

白色，钟形。坚果扁平。花期7~9月，果期9~10月。

【**生境及分布**】生于山野的低洼地或溪流沿岸的灌丛、草丛中。喜温暖、潮湿的高温环境，高湿季节生长迅速，栽种以土层深厚、富含腐殖质土壤或砂质土壤为佳。分布于我国大部分地区。

【**药用部位及采收**】药用地上部分。夏秋季茎叶茂盛时

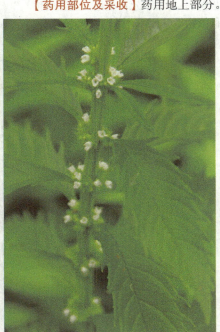

采收，割取全草，除去泥沙，洗净，晒干备用。

【**性能功效**】味苦、辛，性微温。活血化瘀，化湿行水。

【**单方验方**】1. 治骨折：泽兰、水冬瓜、园麻根、接骨木各适量，捣烂包患部。2. 治骨折肿痛：泽兰、玉枇杷、凤仙花秆各15g，水煎服。3. 治跌打损伤：泽兰、九龙盘、三角咪各20g，酒水各半煎服。4. 治闭经、

痛经：泽兰、血当归各20g，水煎服。5．治口臭：泽兰、佩兰、鱼香菜各10g，水煎服。

【园艺价值】做地栽或草坪观赏，观花和观叶类。

【主要化学成分】全草含挥发油和鞣质等。

【现代研究】药理研究显示，泽兰有减少血小板数量，抑制血小板功能，促进纤溶活性，抗血栓形成及抗凝血，强心，抑制伤寒杆菌、痢疾杆菌、金黄色葡萄球菌等作用。临床上用于治疗心功能不全性水肿，泌尿系统感染，流行性出血热，蛇咬伤，跌打损伤和外伤出血等。

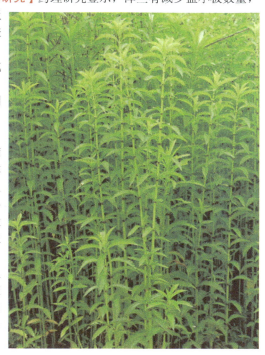

11 罗 勒

【别名】香菜，翳子草。

【医籍记载】《嘉祐本草》："调中消食，去恶气，消水气，宜生食。"

【来源】唇形科植物罗勒 *Ocimum basilicum* L.。

【形态特征】一年生直立草本，全株具芳香味，高20~70cm。茎四方形，上部多分支，通常紫绿色，被柔毛。叶对生，卵形或卵状披针形，先端急尖或渐尖，基部楔形，边缘有疏锯齿或全缘。轮伞花序顶生，呈总状排列，每轮生花6朵或更多；花白色或淡红色。小坚果4粒，暗褐色。花期7~9月，果期8~10月。

【生境及分布】野生或栽培。喜温暖湿润气候，以排水良好、肥沃的砂质土或腐殖质土壤栽培为宜。广泛分布于我国各地。

【药用部位及采收】药用全草。9月采收，割取全草，除去泥沙，洗净，晒干备用。

【性能功效】味辛、甘，性温。疏风解表，化湿和中，行气活血，解毒消肿。

【单方验方】1．治感冒风寒，头痛胸闷：罗勒、生姜各12g，水煎，红糖为引调服。2．治腹胀、消化不良：罗勒、鸡矢藤、蜘蛛香各15g，水煎服。3．治跌打损伤：罗勒15g，川芎10g，红花6g，桃仁12g，水煎服。

【药膳】鲜嫩茎叶洗净，煮汤或余后凉拌食用。

【园艺价值】做地栽或草坪观赏，观叶类。

【主要化学成分】全草含挥发油。

【现代研究】药理研究显示，罗勒对胃黏膜有保护作用，可以有效地降低胃溃疡的发生率。临床上用于治疗排卵功能障碍性不孕症，感冒头痛，消化不良引起的腹胀腹痛，跌打损伤肿痛和急性胃痛等。

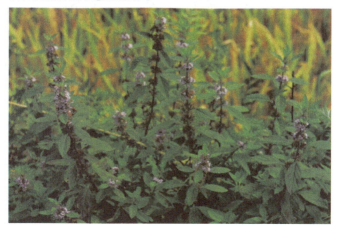

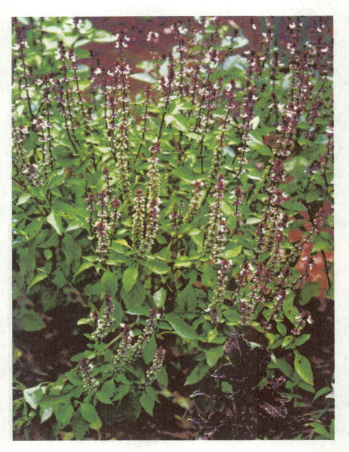

12 荆 芥

【别名】假苏，芥穗。

【医籍记载】《本经》："主寒热，鼠瘘，瘰疬生疮，下瘀血，除湿痹。"

【来源】唇形科植物荆芥*Schizonepeta tenuifolia* (Benth.) Briq.。

【形态特征】一年生草本，高30~100cm。全株有香气，被短柔毛。茎直立，四棱形，上部多分支。叶对生，掌状3裂，偶有多裂，裂片线形至线状披针形，两面有短柔毛，下面有腺点。轮伞花序密生于枝端呈假穗状；花萼狭钟形，花冠唇形，雄蕊4枚，2强；子房4裂。小坚果4个，三棱状长圆形，棕色。花期6~8月，果期7~9月。

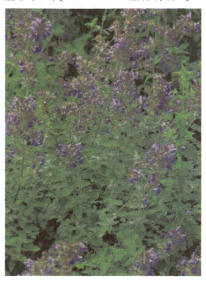

【生境及分布】栽培为主。喜温暖湿

润气候，以排水良好、疏松肥沃的砂质土壤栽培为佳。分布于我国华北、东北及陕西、甘肃、四川、贵州等地。

【**药用部位及采收**】药用地上部分。秋季花开穗绿时采收，割取地上部分，洗净，晒干备用；或先独自摘取花穗，再割取茎枝，分别晒干。前者称"荆芥穗"，后者称"荆芥"。

【**性能功效**】味辛，性微温。解表散风，透疹。

【**单方验方**】1. 治外感风寒，发热身痛：荆芥、防风、羌活各12g，加生姜适量水煎服。2. 治风热咽痛：荆芥、连翘、薄荷、桔梗12g，加竹叶适量煎服。3. 治风疹瘙痒：荆芥、蝉蜕、薄荷、紫草各6g，水煎服或熏洗。4. 治皮肤溃破流水：荆芥、苦参、防风、赤芍各10g，水煎服。

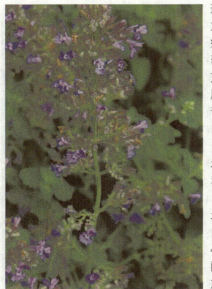

【**园艺价值**】做地栽或草坪观赏，观花和观叶类。

【**主要化学成分**】地上部分含挥发油1%~2%，花穗含4.11%，包括右旋薄荷酮，消旋薄荷酮，左旋胡薄荷酮及少量右旋柠檬烯；还含有荆芥苷及黄酮类成分等。

【现代研究】药理研究显示，荆芥能使汗腺分泌旺盛，有微弱解热作用，还有解痉，镇静，抗炎，祛痰，平喘，抗过敏等作用；荆芥炭有明显止血作用。临床上用于治疗感冒，麻疹不透，皮肤瘙痒和丘疹性荨麻疹等。

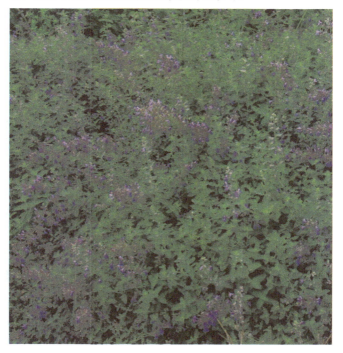

13　半枝莲

【别名】溪边黄芩，牙刷草。

【医籍记载】《广西药植图志》："消炎，散瘀，止血。治跌打损伤，血痢。"

【来源】唇形科植物半枝莲*Scutellaria barbata* D.Don。

【形态特征】多年生草本，根须状。茎直立，四棱形，高15~50cm。叶对生，卵形至披针形，先端钝，基部截形或

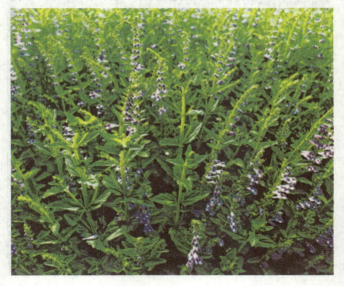

心形，边缘具疏锯齿；茎下部叶有短柄，顶端叶近无柄。花轮有花2朵并生，集成腋生或顶生的偏侧总状花序；苞片披针形；花萼钟形；花冠浅蓝紫色，管状；雄蕊4枚；子房4裂。小坚果球形，横生，有弯曲柄。花期5~6月，果期6~8月。

【生境及分布】 生于池沼边、田边或路旁潮湿处，亦有栽种。喜温暖湿润气候，在疏松、肥沃的砂质土壤中生长较好。分布于我国长江流域及以南各地。

【药用部位及采收】 药用地上部分。夏秋季开花时采收，除去根，鲜用或晒干备用。

【性能功效】 味苦，性寒。清热解毒，散瘀止痛。

【单方验方】 1．治热证出血：半枝莲20g，鲜白茅根50g，水煎服。2．治小便淋漓、涩痛：半枝莲20g，川谷根30g，野油菜20g，水煎服。3．治胃痛：半枝莲、万年荞、鸡矢藤各20g，水煎服。4．治咽喉肿痛：鲜半枝莲20g，鲜马鞭草24g，食盐少许，水煎服。

【园艺价值】 做地栽或草坪观赏，观花和观叶类。

【主要化学成分】 含红花素，异红花素，高山黄芩素，高山黄芩苷，硬脂酸，β-谷甾醇，生物碱，黄酮苷，酚类及多糖等。

【现代研究】 药理研究显示，半枝莲有很强的抗突变作用，还有祛痰，止咳，平喘和利尿以及抑制金黄色葡萄球菌、痢疾杆菌、伤寒杆菌、绿脓杆菌和大肠杆菌的作用。临床上用于治疗肺癌，肝癌，胃癌，咽喉炎，跌打损伤，痈疽肿毒，毒蛇咬伤，慢性肝炎，肝肿大，急性、慢性肾盂肾炎，带状疱疹，角膜炎和肝硬化腹水等。

14 韩信草

【别名】牙刷草。

【医籍记载】《生草药性备要》："治跌打、蛇伤，祛风散血，壮筋骨，消肿，浸酒妙。"

【来源】为唇形科植物韩信草 *Scutellaria indica* L.。

【形态特征】多年生草本，全体被毛，高10~40cm。茎基部伏地，上部直立，四棱形。叶对生；叶柄长；叶片心状卵圆形至椭圆形，先端钝或圆，基部近心形，边缘有圆锯齿。花2朵成一轮，集成偏侧的顶生总状花序；萼钟状，2唇，全缘；花冠蓝紫色，2唇形，上唇先端微凹，下唇有3裂片；雄蕊2对；子房光滑，4裂。小坚果4个，卵形。花期4~5

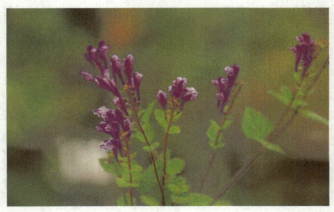

月，果期6~9月。

【生境及分布】生于海拔1500m以下的山地或丘陵地疏林下，路旁空地及草地阴湿处。分布于我国中部、西南、东部及南部等地。

【药用部位及采收】药用全草。夏秋季开花时采收，除去须根、杂质，鲜用或晒干备用。

【性能功效】味辛、微苦，性平。清热解毒，活血散瘀。

【单方验方】1. 治肺痈：韩信草、苦荞头、筋骨草各30g，水煎服。2. 治湿热痢疾脓血便：韩信草、海蚌含珠、朝天罐各15g，水煎服。3. 治疗疮疼痛：韩信草、蒲公英、地丁、千里光各15g，水煎服。4. 治跌打损伤：韩信草、热甜酒各60g，捶烂，取药汁内服，药渣外包伤处。

【园艺价值】做地栽或草坪观赏，观花和叶类。

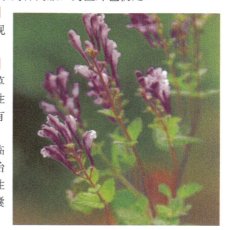

【主要化学成分】根含黄芩素。全草含有黄酮苷、酚性物质、氨基酸和有机酸等。

【现代研究】临床上韩信草用于治疗肺脓肿，细菌性痢疾，化脓性毛囊炎和跌打损伤等。

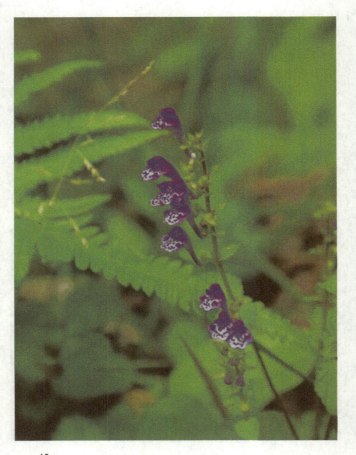

15 千金子

【别名】续随子，看园老。

【医籍记载】《蜀本草》："治积聚痰饮，不下食，呕逆及腹内诸疾。"

【来源】大戟科植物续随子*Euphorbia lathyris* L.。

【形态特征】二年生草本，高50~100cm。茎直立，有乳汁，表面微被白粉。单叶互生，叶线状披针形或广披针形，基部略呈心形而抱茎，全缘；上部分枝处的叶对生或轮生。花枝4条，顶生呈伞状，每枝再叉状分歧；苞片对生，卵状披针形；花单性，无花被，同生于杯状总苞内。蒴果球形，有三棱。

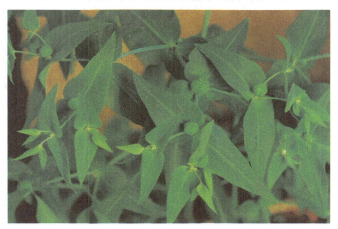

【生境及分布】我国南北各地多种于庭院，有野生。喜温暖气候，以排水良好而肥沃的砂质土壤栽培为佳。

【药用部位及采收】药用成熟种子。8~9月间，种子成熟时，割取全草，晒干，打下种子，筛净果皮和杂质，备用。

【性能功效】味苦，性寒；有毒。利水退肿，破血散瘀。

【单方验方】1. 治腹水肿胀：千金子5g，大泡通10g，水煎服。2. 治血瘀经闭：千金子3g，丹参、制香附各9g，水煎服。3. 治咳嗽：千金子研末，每次吞服2g。4. 治牛皮癣：千金子鲜叶，折断取乳汁外搽。5. 治扭伤或挫伤疼痛：千金子适量，压碎后，放于伤处揉搓。

【园艺价值】可做观赏植物栽培，观花观果。

【主要化学成分】成熟种子含黄酮苷，大戟双香豆素，白瑞香素，千金子素，异千金子素，芸香素及脂肪油；油中含

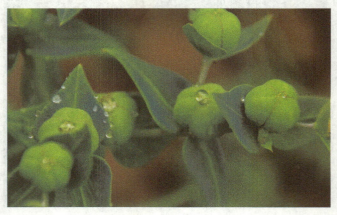

油菜甾醇，豆甾醇及三十一烷等。

【现代研究】药理研究显示，千金子有强烈刺激胃肠黏膜产生较强腹泻的作用和抗肿瘤的作用。临床上用于治疗肝硬化腹水，月经不调经闭，水肿，感冒咳嗽，急性胃痛，胆绞痛，扭伤疼痛及黑痔、赘疣等。

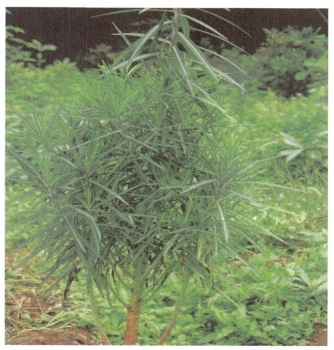

16 大　戟

【别名】京大戟。

【医籍记载】《本经》："主蛊毒，十二水腹（肿）满急痛，积聚，中风，皮肤疼痛，吐逆。"

【来源】大戟科植物大戟*Euphorbia pekinensis* Rupr.。

【形态特征】多年生草本。茎直立，上部分支，表面被白色短柔毛。单叶互生；长圆形或披针形，全缘。杯状聚伞花序，排列成复伞形；基部有叶状苞片5片；雌、雄花均无花被，花序基部苞叶近肾形；萼状总苞内有雄花多数，每花

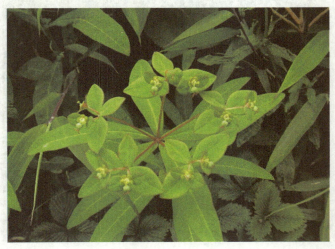

仅有雄蕊1枚，花丝细柱形；花序中央有雌花1朵，仅有雌蕊1枚，子房圆形，花柱3枚。蒴果三棱状球形，表面具疣状凸起物。种子卵圆形，表面光滑，灰褐色。花期6~9月，果期7~10月。

【生境及分布】生于路旁、山坡、荒地及较阴湿的树林下。喜温和气候，以排水良好的砂质土壤或黏质土壤为佳。我国多数地区有分布。

【药用部位及采收】药用根。春季新芽出土前或秋季茎苗枯萎时采挖，洗净泥土，除去残茎及须根，晒干备用。

【性能功效】味苦、辛，性寒；有毒。泻水逐瘀，消肿散结。

【单方验方】1. 治水肿：枣一斗，锅内入水，上有四指，用大戟并根苗盖之遍，盆合之，煮熟为度，去大戟不用，旋旋吃，无时（《活法机要》）。2. 治牙齿摇痛：大戟根适量，咬于痛处。3. 治温疟寒热腹胀：大戟15g，柴胡、姜制半夏各9g，广皮3g，生姜3片，水两大碗，煎七分服。

【园艺价值】可做观赏植物栽培。

【主要化学成分】根含三萜类，大戟苷，生物碱和大戟色素A、B、C等。

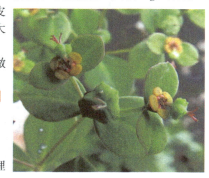

【现代研究】药理

研究显示，大戟有抑制肿瘤细胞，抗噬菌体，利尿，降血压和致泻等作用。临床上用于治疗急性、慢性肾炎水肿，晚期血吸虫病腹水或肝硬化腹水，肝癌，胰腺癌等。

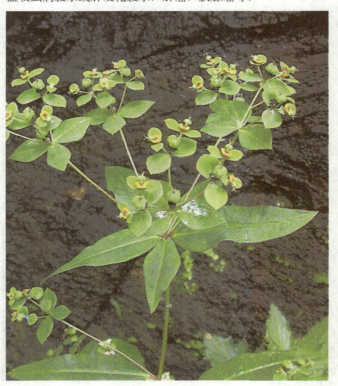

17　田皂角

【别名】合萌。

【医籍记载】《本草拾遗》："主暴热淋，小便赤涩，小儿瘰病，明目下水，止血痢。"

【来源】豆科植物田皂角 *Aeschynomene indica* L.。

【形态特征】一年生亚灌木状草本，高30~100cm。无毛，多分支。双数羽状复叶互生；托叶膜质，披针形；小叶片20~30对，长圆形，先端圆钝，有短尖头，基部圆形，无小叶柄。总状花序腋生，花少数；花萼上唇2裂；花冠黄色，带紫色纹；雄蕊10枚，合生，花药肾形；子房无毛。荚果线状长圆形，微弯，有6~10荚节。花期夏季，果期10~11月。

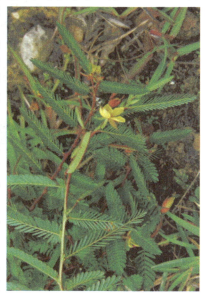

【生境及分布】生于潮湿地或水边。分布于湖北及华东、中南

和西南等地。

【**药用部位及采收**】药用地上部分。春夏季枝叶茂盛时采收，洗净，晾晒干燥备用。

【**性能功效**】味甘、苦，性微寒。清热利湿，祛风明目，通乳。

【**单方验方**】1. 治热淋、尿赤：田皂角、鲜车前草各30g，水煎服。2. 治疮疖肿痛：田皂角、紫薇各30g，水煎，适量加糖服。3. 治黄疸胁痛（胆囊炎）：田皂角、海金沙各15g，水煎服。4. 治夜盲：田皂角30g，加猪肝（或鸡肝）60~90g，同煎服。

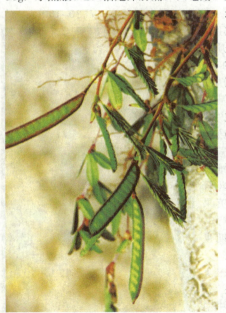

【**园艺价值**】可做地被植物栽培，观叶观荚果。

【**现代研究**】临床上用于治疗尿路感染，水肿，胆囊炎，腹泻，疖肿，疮疡，结合膜炎，夜盲症，关节肿痛和产后乳少等。

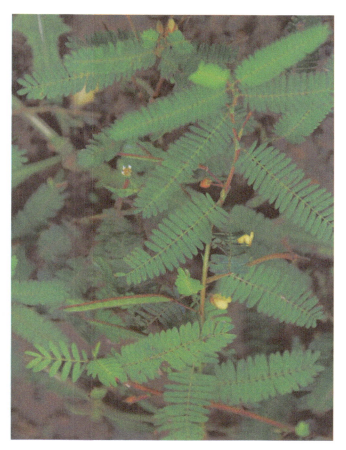

18 百脉根

【别名】金花草。

【医籍记载】《新修本草》："下气，止渴，去热，除虚劳，补不足。"

【来源】豆科植物百脉根 *Lotus corniculatus* L.。

【形态特征】多年生草本，高11~45cm。茎丛生，被稀疏的长柔毛或后来无毛。小叶5片，3片小叶位于叶柄的顶端，2片小叶常生于叶柄的基部；小叶纸质、卵形或倒卵形，无毛或于两面主脉上被有稀疏的长柔毛；小叶柄极短，密被黄色长柔毛。伞形花序；基部托着3片叶状苞片；萼黄绿色，内外均被有长硬毛，萼齿5枚，披针形；花冠黄色，干时或

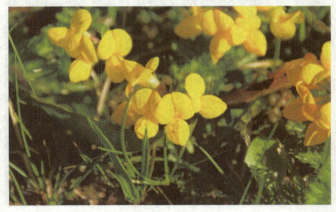

成蓝绿色，旗瓣倒卵形，雄蕊10枚，2束；子房无柄，花柱长而弯曲，柱头顶生。荚果褐色，矩圆筒形，多数种子。花期5~7月，果期8~9月。

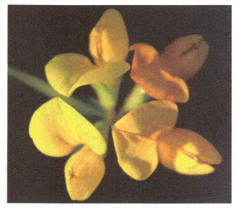

【**生境及分布**】生于山坡、草地、田间阴湿处。喜在温暖向阳的砂质土壤或黏土上生长。分布于贵州、陕西、甘肃、湖南、湖北、四川、云南和广西等地。

【**药用部位及采收**】药用根。全年可采收，将根挖出，除去泥土、须根，洗净，切碎，晒干备用。

【**性能功效**】味甘、苦，性微寒。清热解毒，止咳平喘。

【**单方验方**】1. 治大肠下血：百脉根15g，水煎服。2. 治痢疾：百脉根15g，水煎服。

【**园艺价值**】做地栽、草坪观赏，观花类。5~9月观金黄色或黄红色花。

【**主要化学成分**】全草含黄酮类，山柰酚-3,7-双鼠李糖苷。叶含大豆皂苷元B及尿素酶等。

【**现代研究**】临床上用于治疗急性肠炎腹痛，细菌性痢疾和痔疮便血等。

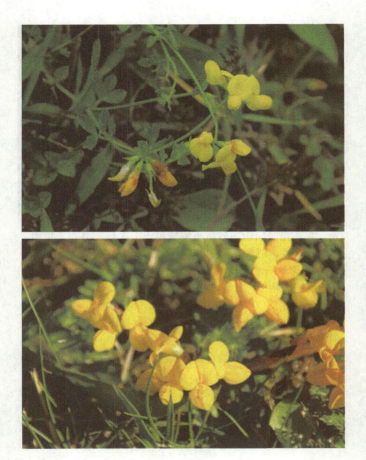

19 苜 蓿

【别名】木粟。

【医籍记载】《日华子本草》："去腹藏邪气，脾胃间热气，通小肠。"

【来源】豆科植物紫苜蓿*Medicago sativa* L.。

【形态特征】多年生宿根草本。根茎发达，茎高30~100cm，直立或匍匐，光滑，多分支。三出复叶，小叶片倒卵状长圆形，仅上部尖端有锯齿，小叶顶端有中肋突出；叶柄长而平滑；托叶大。花梗由叶腋抽出，花具短柄；8~25朵花组成簇状的总状花序；萼钟状，有5枚齿；花冠紫色。荚果螺旋形，黑褐色。种子肾形。花期5~6月。

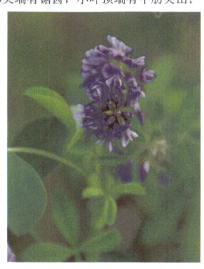

【生境及分布】生于旷野或山间。喜温暖湿润气候，在土层深厚、肥沃的砂质土或腐殖土中生长较佳。分布很广，我国大部分地区有栽种。

【药用部位及采收】药用嫩茎叶或全草。夏秋季采收，割取全草，除去泥沙，洗净，晒干备用。

【性能功效】味苦，性平。清肠渗湿，利尿排石。

【单方验方】1. 治腹痛泄泻：苜蓿、凤尾草、毛大丁草各10g，水煎服。2. 治痔疮便血：苜蓿15g（鲜品30g），旱莲草15g（鲜品30g），水煎内服、外洗。3. 治石淋涩痛：苜蓿、广金钱草各30g，水煎服。4. 治外感咳嗽：苜蓿、罗汉果各50g，水煎服。

【主要化学成分】紫苜蓿全草含皂苷，卢瑟醇，苜蓿二酚，香豆雌酚，刺芒柄花素，大豆素等异黄酮衍生物，小麦黄素，瓜氨酸，刀豆酸等。

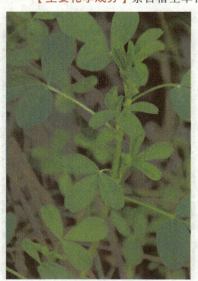

【现代研究】药理研究显示，苜蓿有显著的抗动脉粥样硬化作用，对高脂血症和动脉粥样硬化有明显防治作用，还有显著的免疫增强效果，轻度雌激素样作用及抗氧化作用等。临床上用于治疗急性肠炎腹泻，细菌性痢疾，痔疮，泌尿道结石和感冒咳嗽等。

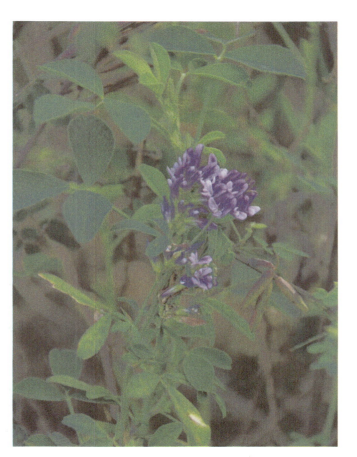

20　含羞草

【别名】怕羞草。

【医籍记载】《生草药性备要》："止痛消肿。"

【来源】豆科植物含羞草 *Mimosa pudica* L.。

【形态特征】披散半灌木状草本，高达1m。有散生、下弯的钩刺和倒生刚毛。叶对生，羽片通常4片，指状排列于总叶柄的顶端；托叶披针形，有刚毛；小叶10~20对，触之即闭合而下垂；小叶片线状披针形，先端急尖，基部近圆形，略偏斜，边缘有疏生刚毛。头状花序具长梗，单生或2~3朵生于叶腋；花小，淡红色，苞片线形；萼漏斗状，极小；花冠钟形，上部4裂；雄蕊4枚，基部合生；子房有短柄，无毛，花柱丝状。荚果扁平弯曲，先端有喙，3~4节，每节有种子1

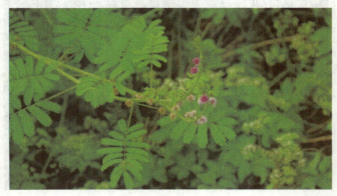

粒。种子阔卵形。花期3~4月，果期5~11月。

【生境及分布】生于旷野、山溪边、草丛和灌木丛中，有栽培。喜温暖、湿润、向阳的环境，丘陵或平坝均可生长。分布于我国西南和福建、台湾、广东、海南、广西等地。

【药用部位及采收】药用全草。夏季采收，洗净，晒干备用。

【性能功效】味甘、涩、微苦，性微寒；有小毒。凉血解毒，清热利湿，镇静安神。

【单方验方】1. 治小儿高热：含羞草9g，水煎服。2. 治急性腹泻：含羞草60g，水煎服。3. 治石淋、小便淋涩：含羞草15g，木通10g，海金沙10g，车前草15g，水煎服。4. 治失眠：含羞草9g，夜交藤30g，水煎服。5. 治跌打损伤：含羞草、伸筋草各15g，水酒煎，温服。

【园艺价值】可做观赏植物栽培，观叶观花。

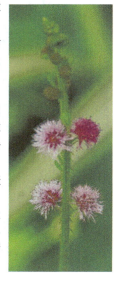

【主要化学成分】叶含收缩性蛋白质，三磷酸腺苷和三磷酸腺苷酶。全草含羞草碱，羞草苷，D-肌松醇和硒化合物等。

【现代研究】药理研究显示，含羞草全草有轻度抑制碱性磷酸酶的作用，根有止咳、祛痰和抗菌等作用。临床上用于治疗神经衰弱、失眠，急性肝炎，急性肠炎，感冒，小儿高热，支气管炎，血尿，带状疱疹和跌打损伤等。

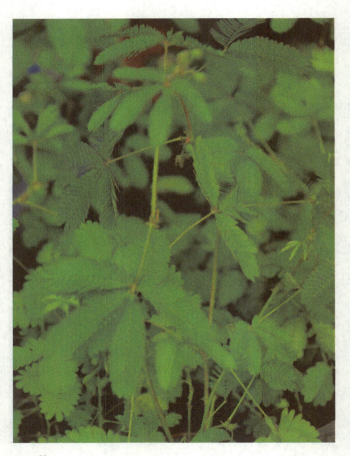

21 甘葛

【别名】葛根。

【医籍记载】《本经》："主消渴，身大热，呕吐，诸痹，起阴气，解诸毒。"

【来源】豆科植物甘葛藤 *Pueraria thomsonii* Benth.。

【形态特征】多年生藤本。块根肥厚。叶互生，具长柄；三出复叶，顶端叶片菱状圆形，先端急尖，基部圆形，两面均被白色伏生短毛；侧生小叶偏椭圆形或菱状椭圆形。总状花序腋生，花梗密被黄色茸毛；花萼5裂；旗瓣先端微凹，基部有两短耳；雄蕊10枚；子房线形。荚果线形扁平，种子卵圆形而扁。花期4~8月，果期8~10月。

【生境及分布】生于山坡草丛中或路旁及较阴湿处。喜温

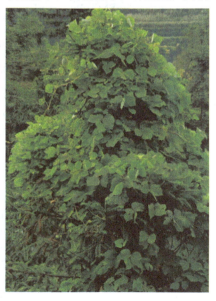

暖潮湿气候和土层深厚、疏松、富含腐殖质的砂质土壤。分布于辽宁、河北、安徽、山东、贵州、四川等地。

【药用部位及采收】药用根。春秋季采挖，洗净泥土，除去外皮、须根，切片，晒干或烘干备用，亦可鲜用。

【性能功效】味甘，性平。解肌透疹，升阳止泻，生津止渴。

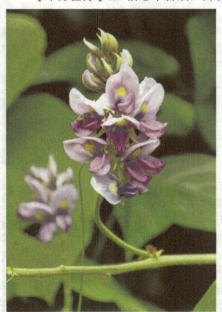

【单方验方】1. 治心中苦烦：鲜甘葛根捣烂取汁大量饮服，也可取干葛片适量，水煎服。2. 治热毒肠风便血：鲜甘葛根、鲜藕等量，捣汁顿服。每次100~150ml，每日2次。3. 治酒醉不醒：鲜甘葛根适量，捣取汁，灌饮至醒。4. 治外感协热下利：甘葛根15g，黄芩9g，黄连6g，甘草3g，水煎服。

【药膳】鲜块茎洗净，炒熟，或蒸、炖后食用。

【园艺价值】做地栽、公路旁种植，观花类。4~8月观紫色花。

【主要化学成分】根含大豆苷，大豆黄素，葛根黄苷，葛根素，葛根藤素和多量淀粉等。

【现代研究】药理研究显示，甘葛对平滑肌有解痉或松弛作用，能扩张冠状动脉血管和脑血管，降低心肌耗氧量，增加氧供应；还有降压，明显解热，轻微降血糖，抑制痢疾杆菌等作用。临床上用于治疗感冒发热，偏头痛，痔疮，急性胃肠炎，高血压病伴有颈项强直、疼痛，冠心病心绞痛，心律失常和足癣等。

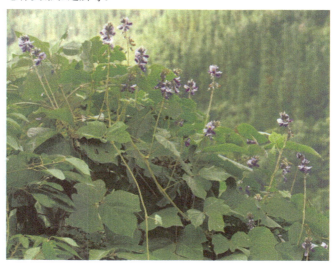

22 鹿藿

【别名】鹿豆，野绿豆。

【医籍记载】《本经》："主女子腰腹痛不乐，肠痈，瘰疬，疡气。"

【来源】豆科植物鹿藿*Rhynchosia volubilis* Lour.。

【形态特征】多年生缠绕草本。各部密被淡黄色柔毛。茎蔓长。三出复叶，顶生小叶近圆形，先端急尖或短渐尖；侧生小叶斜阔卵形，先端急尖，基部圆形；叶纸质，上面疏被短柔毛，背面密被长柔毛和橘黄色透明腺点；托叶线状披针形，不脱落。总状花序腋生，花10余朵；花萼钟状，5裂；花冠黄色；雄蕊10枚；子房上位。荚果短，长圆形，红紫色。种子黑色，有光泽。花期5~9月，果期7~10月。

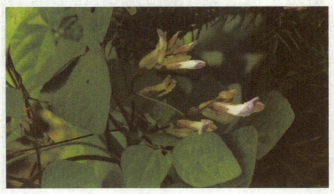

【生境及分布】生于山坡杂草中或攀附树上。分布于江苏、安徽、浙江、江西、福建、台湾、湖北、湖南、广东、广西、四川、贵州等地。

【药用部位及采收】药用茎叶。春夏秋季均可采收，割取地上部分，除去泥沙，洗净，晒干备用或鲜用。

【性能功效】味苦，性平。凉血，解毒。

【单方验方】

1. 治经常性头痛：鲜鹿藿21g，水煎服。2. 治妇女产褥热：鹿藿12~15g，水煎服。3. 治瘰疬：鹿藿15g，豆腐适量，加水同煎服。4. 治热毒痈肿：鲜鹿藿叶适量，捣烂，酌加酒捣匀，外敷患处。

【现代研究】

临床上鹿藿用于治疗头痛，腰疼腿痛，产褥热，化脓性痈肿等。

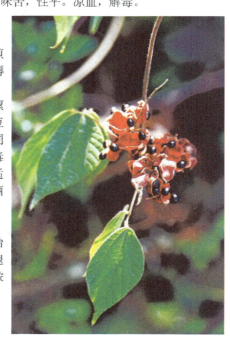

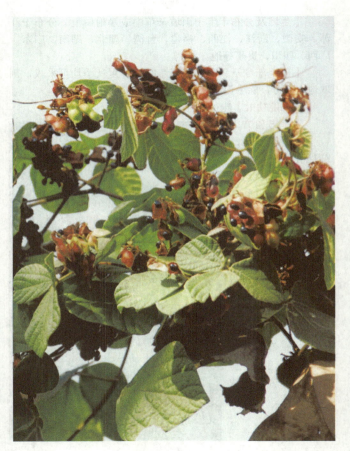

23 三消草

【别名】螃蟹花，和兰翘摇。

【医籍记载】《贵州民间药物》："清热，凉血。"

【来源】豆科植物白车轴草*Trifolium repens* L.。

【形态特征】多年生草本，高15~25cm。茎匍匐，蔓生，无毛，随地生根。三出复叶，小叶互生，小叶片倒卵形或倒心形，先端圆形或微缺，基部阔楔形；托叶小，卵状披针形；边缘有细齿。叶与花序均由节上长出，小花组成伞形球状花序；萼齿5枚；花冠蝶形，白色或淡红色；雄蕊10枚，2束；子房线形，花柱长而弯。荚果线形，种子3~4粒。花、果期5~10月。

【生境及分布】我国各地普遍野生，也有栽种。

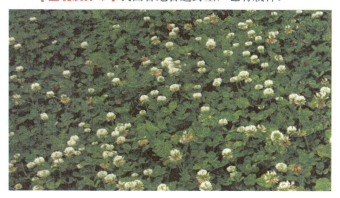

【药用部位及采收】药用嫩茎叶或全草。全年可采，除去泥沙及杂质，洗净，晒干备用。

【性能功效】味甘，性平。清热解毒，凉血。

【单方验方】1. 治痔疮出血：三消草50g，酒水各半煎服。2. 治肺热咳嗽：三消草、三匹风各20g，水煎服。3. 治尿血：三消草、小蓟各30g，水煎服。4. 治外伤出血：鲜三消草适量，捣烂外敷伤处。

【园艺价值】用作地被植物栽培，观叶观花。

【主要化学成分】全草含植物雌激素，三叶豆苷，氨基酸，金丝桃苷，d-葡萄糖苷等。

【现代研究】临床上三消草用于治疗癫痫，痔疮出血，感冒咳嗽和支气管炎咳嗽等。

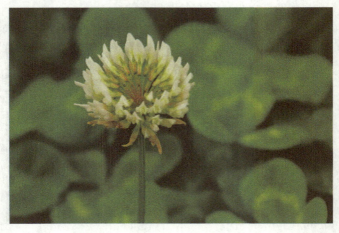

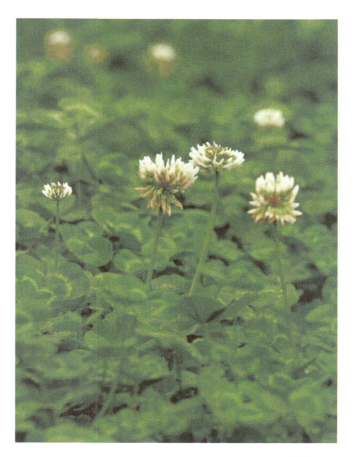

24　歪头菜

【别名】三铃子。

【医籍记载】《贵州民间药物》："补虚调肝。"

【来源】豆科植物歪头菜*Vicia unijuga* A.Brown。

【形态特征】多年生草本，高达1m。基部有木质块茎。幼枝被淡黄色柔毛。双数羽状复叶互生，有短柄，先端卷须不发达而变为针状；卵形或菱状椭圆形，先端尖，基部宽楔形，两面近无毛。总状花序腋生，花数朵或十数朵密生上部；花萼斜钟状，5齿裂；蝶形花冠，蓝紫色。荚果长矩形。

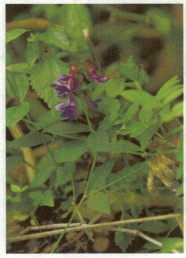

【生境及分布】生于向阳的山坡、灌木林缘或草丛中。分布于我国大部分地区。

【药用部位及采收】药用根及嫩叶。全年可采，除去泥沙及杂质，洗净，晒干备用。

【性能功效】味甘，性平。补虚安神，行气止痛。

【单方验方】1．治

头晕目眩：歪头菜、南布正、夏枯草各20g，水煎服。2．治失眠：歪头菜、山枝茶、夜交藤各30g，水煎服。3．治胃痛：歪头菜、苦荞头、青木香各10g，水煎服。4．治劳伤：歪头菜、八爪金龙、黑骨藤、七叶莲各15g，酒水各半煎服。

【主要化学成分】叶含大波斯菊苷，木樨草素-7-葡萄糖苷，植物凝集素等。

【现代研究】临床上歪头菜用于治疗高血压头晕，胃痛，感冒等。

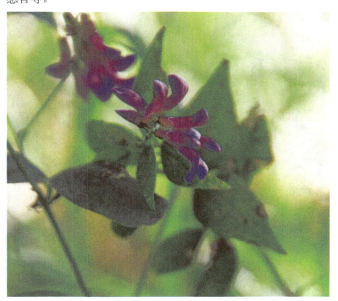

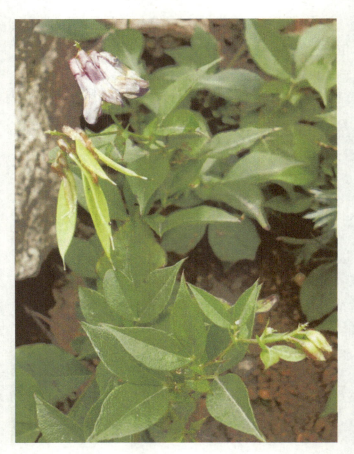

25　透骨香

【别名】滇白珠。

【医籍记载】《贵阳民间药草》："治风湿关节疼痛，跌打损伤。"

【来源】杜鹃花科植物云南白珠树*Gaultheria yunnanensis* (Franch.) Rehd.。

【形态特征】常绿或落叶小灌木，高可达3m。全株有强烈的香气，枝条细长，带红紫色或红绿色。叶互生，革质，卵形或长卵形，先端长渐尖，尖尾状，基部心形或钝圆，边缘具细齿，略向外卷。总状花序顶生和腋生，长2~6cm，小

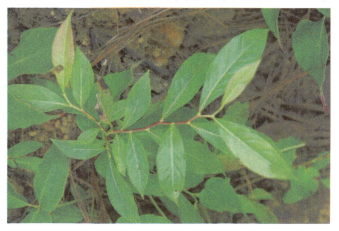

花6~10朵。蒴果球形，成熟时蓝黑色。花期6~7月，果期8~10月。

【生境及分布】生于向阳的山野草地、丛林边。喜温暖湿润气候，在排水良好的酸性土壤或黏土中生长良好。分布于陕西和西南、长江以南各地。

【药用部位及采收】药用全株。全年可采，除去泥沙及杂质，洗净，晒干备用。

【性能功效】味辛，性温。祛风除湿，活血通络。

【单方验方】1. 治风湿性关节疼痛：透骨香30g，水煎服。2. 治湿疹：透骨香适量，水煎浸洗患处。3. 治水肿：透骨香15g，车前草9g，水煎服。

【主要化学成分】透骨香叶含挥发油，主要成分为水杨

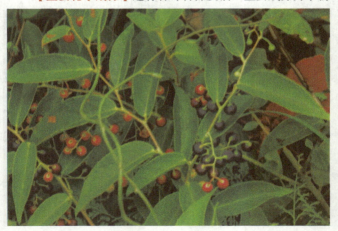

酸甲酯。

【现代研究】药理研究显示，透骨香有解热，镇痛及抗风湿等作用。临床上用于治疗风湿性关节痛，跌打损伤，牙痛，湿疹和皮肤痒痛等。

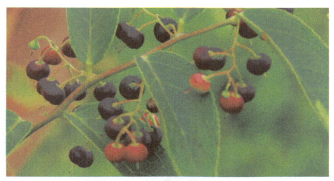

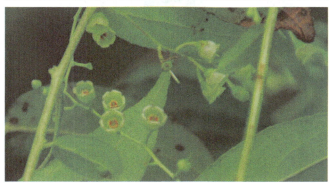

26 轮环藤

【别名】小青藤香、黑骨藤。

【医籍记载】《云南中草药选》："舒筋活络，祛风除湿。"

【来源】防己科植物轮环藤 *Cyclea racemosa* Oliv.。

【形态特征】缠绕藤本。根粗壮，圆柱形，外表灰褐色，微扭曲。茎细硬，有纵沟。叶互生，膜质，卵状三角形，先端尖或圆钝，基部平截或微心形，全缘，两面均被细柔毛，叶柄短于叶片。圆锥花序腋生，花单性，雌雄异株，雄花花萼钟形。核果扁圆形。

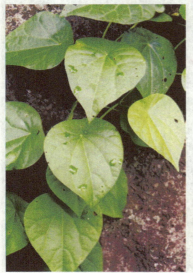

【生境及分布】生于山野疏林中。分布于西藏、云南、贵州和广西等地。

【药用部位及采收】药用根。秋冬采收，将根挖出，除去泥土、须根，洗净，切片，晒干备用。

【性能功效】味辛、苦，性温。行气止痛，消食，解毒。

【单方验方】1．治胃脘痛：轮环藤15g，水煎服。2．治痧症腹痛：轮环藤、蜘蛛香各10g，水煎服。3．治湿热痢疾：轮环藤、剪刀菜、铁苋菜各15g，水煎服。4．治食积腹痛：轮环藤、鸡矢藤各10g，水煎服。5．治痈肿疮毒：轮环藤适量，醋磨外搽。

【主要化学成分】根含箭筒毒次碱及异粒枝碱等。茎含去甲基轮环藤宁碱及其他生物碱等。

【现代研究】药理研究显示，轮环藤有广谱抗菌活性。临床上用于治疗急性胃肠炎腹痛、腹泻，消化不良，蛇咬伤，胃痛和疔疮等。

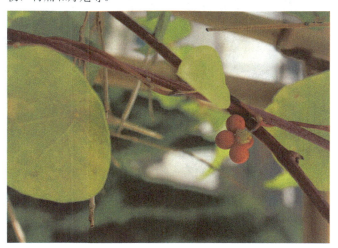

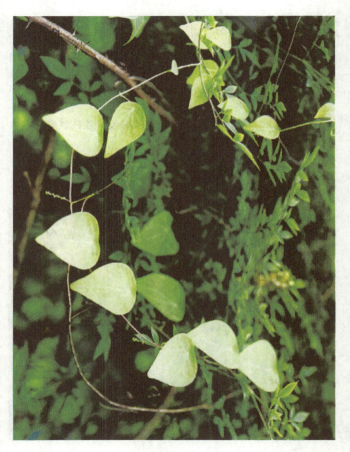

27　青　藤

【别名】青风藤，清风藤。

【医籍记载】《本草纲目》："治风湿流注，历节鹤膝，麻痹瘙痒，损伤疮肿。入药酒中用。"

【来源】防己科植物青藤*Sinomenium acutum* (Thunb.) Rhed. *et* Will。

【形态特征】木质大藤本，长达20m。茎灰褐色，有不规则裂纹；小枝圆柱状，有直线纹。叶纸质或革质，心状圆形或卵圆形，先端渐尖或急尖，基部心形或近截形，上面绿

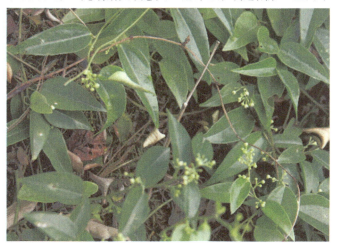

色，下面灰绿色，掌状脉5条。圆锥花序腋生；花小，淡黄绿色，雌雄异株；萼片6片，2轮；花瓣6瓣；雄花雄蕊9~12枚；雌花不育，雄蕊丝状，心皮3枚。核果扁球形，红色至暗红色。花期夏季，果期秋季。

【生境及分布】生于林中、林缘、沟边或灌木丛中。分布于我国长江以南各地。

【药用部位及采收】药用藤茎、根。藤茎：夏秋季采收，割取藤茎，除去泥沙，洗净，晒干备用；或润透切段，晒干备用。根：秋冬季采取，洗净泥土，除去须根，晒干或微火烘干备用。

【性能功效】味苦、辛，性平。祛风通络，除湿止痛。

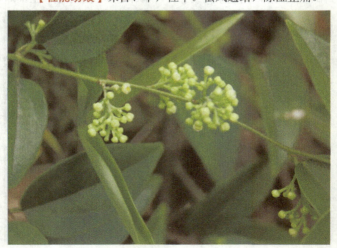

【单方验方】1．治风湿痹痛：青藤根90g，防己30g，水酒煎服。2．治关节疼痛：青藤、红藤各15g，水煎服，加适量酒为引。

【主要化学成分】根、茎含清风藤碱，尖防己碱，白兰花碱，青藤碱，异青藤碱，木兰花碱，土藤碱，豆甾醇和β-谷甾醇等。

【现代研究】药理研究显示，青藤有镇痛，镇静，镇咳，抗炎，免疫抑制，抗心律失常，抗心肌缺血和降压等作用。临床上用于治疗急性风湿病，慢性风湿性关节炎，类风湿性关节炎，水肿和四肢麻木等。

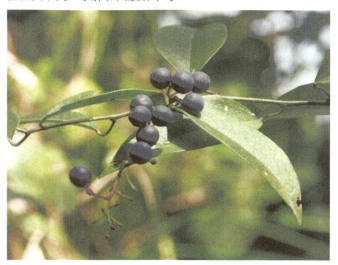

28　凤仙透骨草

【别名】凤仙花，透骨草，急性子。

【医籍记载】《本草纲目》：（花）"主治蛇伤，擂酒服即解。活血消积。"（种子）"治产难，积块，噎膈，下骨哽，透骨通窍。"《本草正》：（透骨草）"透骨通窍。"

【来源】凤仙花科植物凤仙*Impatiens balsamina* L.。

【形态特征】
一年生直立草本，高40~100cm。茎粗壮，肉质。叶互生；披针形，长10cm左右，先端长尖，边缘有深锯齿，基部楔形；叶柄有腺体。花两性，腋生，粉红色、红色、紫色、白色或杂色，单瓣或重瓣；萼3枚；花瓣5瓣；雄蕊5枚。蒴果被柔毛，熟后弹裂而成5枚旋卷的果瓣。种子多数，球形，黑色。花期6~8月，果熟期9月。

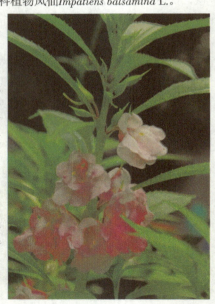

【生境及分布】生于荒坡草地。喜温暖湿润气候，以排水良好的砂质土壤或砂土栽培为佳。分布于我国多数地区。

【药用部位及采收】药用花、茎、种子和根。花：开花时节，下午采收，除去杂质，晾干备用。茎：夏秋季种子成熟时采收，除去叶及细枝，晒干备用。种子：秋季果实成熟时采收，除去果皮和杂质，晒干备用。根：全年可采，将根挖出，除去泥土、须根，洗净，切碎，晒干备用。

【性能功效】
花、种子、茎：味辛、苦，性温。祛风除湿，活血止痛。根：利湿止带。

【单方验方】
花：1. 治风湿关节痛：凤仙透骨草花、防风、苍术、黄柏各9g，鸡血藤15g，牛膝12g，水煎服。2. 治血滞闭经腹痛：凤仙透骨草花12g，桃仁、红花各6g，水煎服。

　　根：治带下：凤仙透骨草根、乌贼骨各30g，水

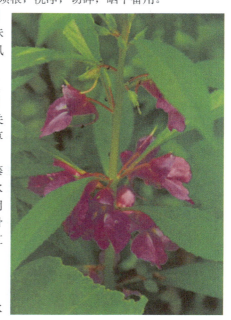

煎服。

种子：1. 治胎衣不下：凤仙透骨草种子炒黄6g，研末，黄酒温服。2. 治单双乳蛾：凤仙透骨草种子研末，用纸管取末吹入咽喉，闭口含之，每日2~3次。3. 治血滞闭经腹痛：凤仙透骨草种子9g，捣碎，加红糖适量，水煎服。

茎：1. 治风湿关节痛：凤仙透骨草、木瓜各15g，威灵仙12g，桑枝30g，水煎服。2. 治筋骨关节肌肤冷痛：凤仙透骨草鲜梗捣烂取汁，与老姜汁、蒜汁、葱汁、韭汁各等份，

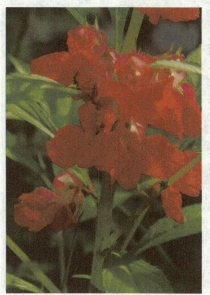

熬膏，蓖麻油同黄蜡收起，烘热敷贴患处。3. 治跌打损伤：凤仙透骨草、当归、赤芍各9g，水煎服；或用凤仙透骨草鲜草适量，捣烂敷患处。

【园艺价值】做地栽、地被、盆栽种植，观花类。4~8月观白色、粉红色、红色或紫色花。

【主要化学成分】种子含脂肪油，α-菠菜甾醇，β-谷甾醇，β-香树脂醇，凤仙萜，棕榈酸，硬脂

酸，蔗糖，车前糖及蒽醌苷等。茎含山柰酚-3-葡萄糖苷，槲皮素-3-葡萄糖苷，蹄纹天竺素-3-葡萄糖苷，矢车菊素-3-葡萄糖苷和飞燕草素-3-葡萄糖苷等。

【现代研究】药理研究显示，凤仙透骨草花有抑制多种皮肤真菌和金黄色葡萄球菌、溶血性链球菌、绿脓杆菌的作用。临床上用于治疗风湿病肢体痿废，跌打损伤，产后腹痛，骨折，痈疖疔疮，鹅掌风，灰指甲和蛇咬伤等。种子有抗生育，兴奋子宫平滑肌和抗菌等作用。临床上用于治疗闭经，痛经，产后腹痛，噎膈，食道癌，小儿消化不良，骨哽，龋齿和疮疡肿痛等。凤仙透骨草根、茎用于治疗风湿病关节痛，跌打损伤肿痛，痛经，闭经，痈疮，丹毒，鹅掌风和虫蛇咬伤等。

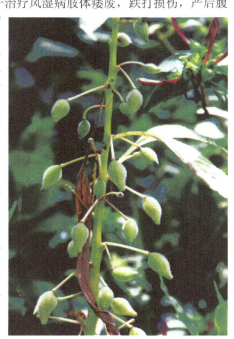

29 水凤仙

【别名】华凤仙。

【医籍记载】《广西中草药》："清热解毒，活血散瘀，消肿拔脓。"

【来源】凤仙花科植物华凤仙*Impatiens chinensis* L.。

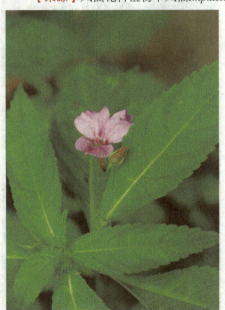

【形态特征】一年生草本，高30~60cm。茎下部平卧，生不定根，上部直立。叶对生；无柄或近无柄；叶片线形或线状长圆形至倒卵形，先端急尖或钝，基部圆形或心形，边缘疏生小锯齿；上面无毛或微被糙毛，下面粉绿色。花梗在叶腋单生；花较大，粉红色或白色；萼片2片，线形，2裂；雄蕊5枚，花药钝。蒴果椭圆形，中部膨大。花期夏季。

【生境及分布】生于田边、水沟旁和沼泽湿地。喜温和湿润气候。分布于我国西南和浙江、江西、福建、湖南、广东、广西等地。

【药用部位及采收】药用全草。春夏季采收，除去泥沙及杂质，洗净，晒干备用。

【性能功效】
味苦、辛，性平。活血散结，清热解毒，拔脓消痈。

【单方验方】
1. 治肺痨久咳：水凤仙鲜草30~60g，瘦猪肉或猪骨头炖服。2. 治指疔、痈疮：水凤仙鲜草适量，捣烂外敷。

【现代研究】
临床上用于治疗小儿肺炎，肺结核，急性咽喉炎和化脓性毛囊炎等。

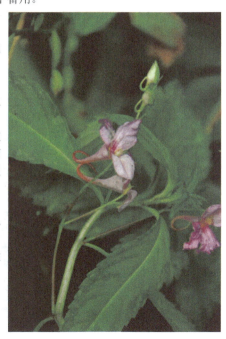

30 水金凤

【别名】水凤仙。

【医籍记载】《我国中草药汇编》："活血调经，舒筋活络。"

【来源】凤仙花科植物水金凤 *Impatiens noli-tangere* L.。

【形态特征】一年生草本，高40~100cm。茎粗壮，直立，分支。叶互生，叶柄长2~3cm；叶片卵形或椭圆形，先端钝或急渐尖，下部叶基部楔形，上部叶基部近圆形，侧脉5~7对。总花梗腋生，花两性，2~3朵；花梗纤细，下垂，基部

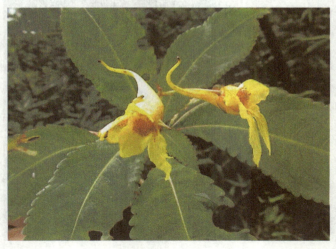

具1片披针形苞片；花大，黄色，喉部常有红色斑点；萼片2片，宽卵形；雄蕊5枚，花药尖。蒴果线状长圆形。

【生境及分布】生于山坡林下、林缘草地和水沟阴湿地。分布于我国东北、华北和陕西、山东、安徽、浙江、江西、湖北、湖南、贵州等地。

【药用部位及采收】药用根或全草。根：全年可采，将根挖出，除去泥土、须根，洗净，切碎，晒干备用。全草：春夏季采收，除去泥沙及杂质，洗净，晒干备用。

【性能功效】味甘，性温。祛风除湿，活血调经。

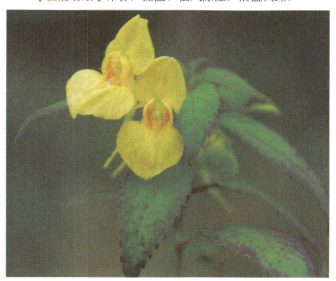

【单方验方】1．治月经不调：鲜水金凤30~60g，益母草15g，水煎服。2．治闭经：鲜水金凤30~60g，星宿菜30g，矮脚樟30g，加虎刺，水煎冲鸡蛋服。3．治跌打损伤：水金凤、当归、赤芍各9g，水煎服。4．治阴囊湿疹：鲜水金凤适量，捣烂取汁外搽。

【主要化学成分】花含蒲公英黄质，蝴蝶霉黄质，毛茛黄质和黄体呋喃素等。

【现代研究】临床上用于治疗风湿病骨关节疼痛，肢体麻木，跌打损伤，烧烫伤等。

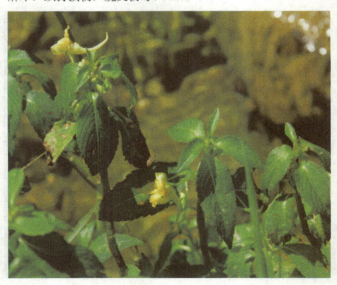

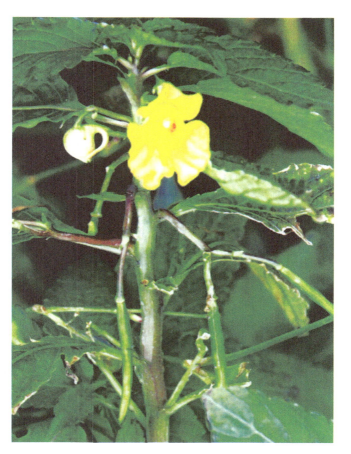

31　凤尾草

【别名】凤尾蕨。

【医籍记载】《生草药性备要》："洗痔、疔、痔，散毒，敷疮。"

【来源】凤尾蕨科植物凤尾草 *Pteris multifida* Poir.。

【形态特征】多年生草本。高30~70cm，根状茎短，直立，顶端密被深褐色钻形鳞片。叶丛生，叶柄长15~25cm，光滑无毛。孢子叶1回羽状全裂；下部叶片2~3叉，羽片条形，先端渐尖，不育，边缘锯齿状，向下为全缘。营养叶的小羽片较宽，边缘有细尖锯齿。孢子囊群沿叶背边缘连续着

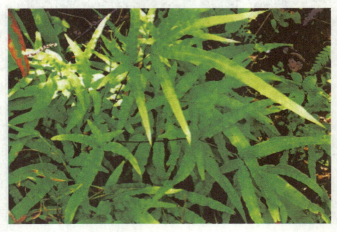

生，囊群盖灰色，膜质，全缘。

【生境及分布】生于半阴湿处石缝和灌木林下。适应性较强，能耐旱、耐瘠，在疏松、排水性好的砂土中生长良好。分布于我国长江流域以南各地。

【药用部位及采收】药用全草。全年可采收，除去泥沙及杂质，洗净，晒干备用。

【性能功效】味苦、淡，性寒。清热利湿，消肿止痛。

【单方验方】1. 治湿热泄泻：凤尾草30g，铁苋菜、地锦草各15g，水煎服。2. 治胁痛、口苦：凤尾草60g，虎杖15g，焊菜30g，水煎服。3. 治湿热淋证，小便频急：凤尾草、白茅根、蒲公英、石韦、车前草各15g，水煎服。4. 治咳嗽、咯血：凤尾草、猪鬃草各30g，三匹风、大茅香各10g，水

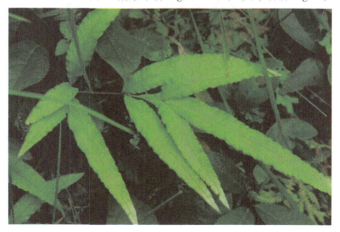

煎服。

【**主要化学成分**】全草含黄酮类，甾醇，内酯，酯类，酚类，蕨素，蕨素C-3-O葡萄糖苷，大凤尾苷A和芹菜素-7-O-葡萄糖苷等。

【**现代研究**】药理研究显示，凤尾草对钩端螺旋体、金黄色葡萄球菌、痢疾杆菌、大肠杆菌、人体结核杆菌等有抑制作用。临床上用于治疗传染性肝炎，急性细菌性痢疾，尿路感染，急性膀胱炎和尿道炎等。

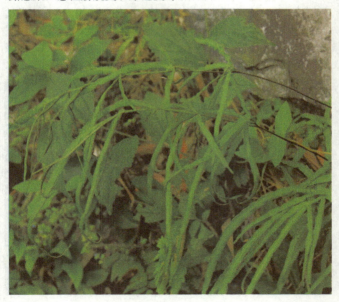

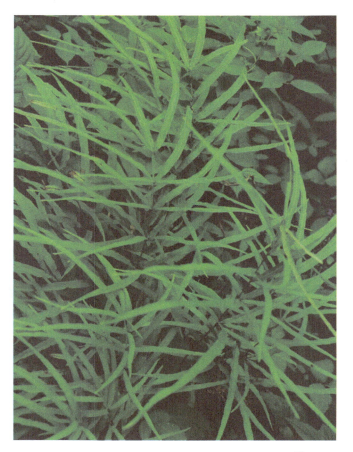

32 蜈蚣蕨

【别名】蜈蚣草。

【医籍记载】《湖南药物志》："辟疫，消肿，退热。"

【来源】凤尾蕨科植物蜈蚣草 *Pteris vittata* L.。

【形态特征】多年生草本，高约2m。根茎短，被线状披针形、黄棕色鳞片。叶柄丛生，直立，有棱，疏被棕褐色鳞片；1次羽状复叶；羽片无柄，中部羽片最长，先端渐尖，基部浅心形，两侧呈耳形。孢子囊群条形，边缘连续分布；囊群盖同形，膜质。

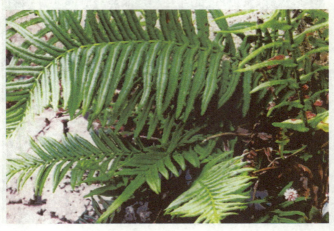

【生境及分布】生于山坡阴湿处或石灰岩壁缝中。适应性较强，能耐旱、耐瘠，在疏松、排水性好的砂土中生长较好。分布于我国长江以南各地和陕西、甘肃、河南南部等。

【药用部位及采收】药用全草。春夏季植株生长茂盛时采收，除去泥沙及杂质，洗净，晒干备用。

【性能功效】味淡，性平。解毒杀虫，祛风活血。

【单方验方】

1．治疥疮：蜈蚣蕨100g，一扫光、大蒜秆各200g，水煎洗。2．治风湿痹痛：蜈蚣蕨、猪鬃草、豨莶草各15g，酒水各半煎服。3．治湿热痢疾：蜈蚣蕨、白头翁各20g，水煎服。

【现代研究】临床上用于治疗流行性感冒，细菌性痢疾，跌打损伤，风湿性关节炎和急性咽喉炎等。

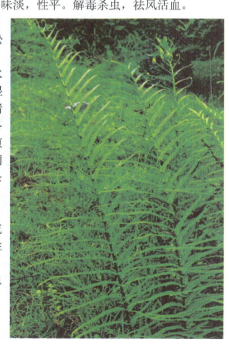

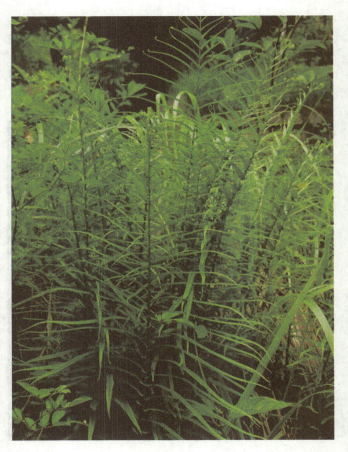

33 紫 萍

【别名】浮萍，紫浮萍。

【医籍记载】《本经》："主暴热身痒，下水气，胜酒，长须发，止消渴。"

【来源】浮萍科植物紫萍*Spirodela polyrrhiza* (L.) Schleid.。

【形态特征】多年生细小草本，漂浮水面。根5~11条束生，细长，纤维状。叶状体扁平，单生或2~5簇生，阔倒卵形，先端钝圆，上面深绿色，下面呈紫色。花序生于叶状体边缘的缺刻内；花单性，雌雄同株；佛焰苞袋状，短小，2唇形，内有2朵雄花和1朵雌花，无花被；雄花有雄蕊2枚，花药2室，花丝纤细；雌花有雌蕊1枚，子房无柄，1室。果实圆

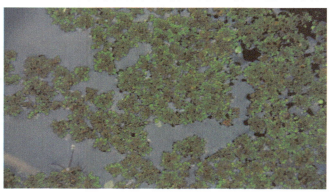

形，边缘有翅。花期4~6月，果期5~7月。

【生境及分布】生长于池沼、水田、湖湾或静水中。我国南北各地都有分布。

【药用部位及采收】药用全草。6~9月间捞取，晒干备用。

【性能功效】味辛，性寒。发汗，祛风，行水，清热解毒。

【单方验方】1. 治感冒发热：紫萍、防风各9g，牛蒡子、薄荷、紫苏各6g，水煎服。2. 治麻疹、风疹不透：紫萍6g，水煎代茶饮；再用紫萍适量，水煎熏洗胸背部、手足。3. 治水肿：紫萍9g，泽泻、车前子各12g，水煎服。

【主要化学成分】全草含荭草素，牡荆素，多量维生素B_1、B_2、C，β-胡萝卜素，木樨草素-7-β-葡萄糖苷，叶黄素，环氧叶黄素，脂类和蛋白质等。

【现代研究】药理研究显示，紫萍有强心，升玉，解热，抗菌和吸收氟等作用。临床上用于治疗皮肤瘙痒，水肿，风疹，疮癣，丹毒和烫伤等。

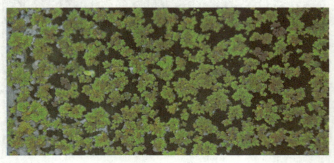

34　浮　萍

【别名】青萍。

【医籍记载】《本经》："主暴热身痒，下水气，胜酒，长须发，止消渴。"

【来源】浮萍科植物浮萍Lemna minor L.。

【形态特征】浮生小草本，根1条，纤细，根鞘无翅，根冠钝圆或截切状。叶状体对称，倒卵形、椭圆形或近圆形，上面平滑，绿色，不透明，下面淡黄色或为紫色，全缘，具不明显3条纵纹。花单性，雌雄同株，生于叶状体边缘开裂处；佛焰苞囊状，内有2朵雄花和1朵雌花；雄花花药2室，花

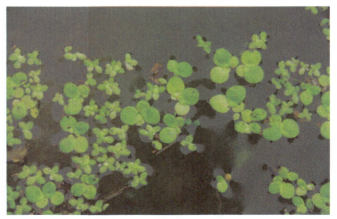

丝纤细；雌花有雌蕊1枚，子房1室。果实近陀螺状，无翅。种子1粒。

【生境及分布】生长于池沼、水田、湖湾或静水中。我国南北各地都有分布。

【药用部位及采收】药用全草。6~9月间捞取，晒干备用。

【性能功效】味辛，性寒。发汗，祛风，行水，清热解毒。

【单方验方】1．治皮肤风热，遍身瘾疹：牛蒡子、浮萍各6g，共研为末，薄荷汤送下。2．治身上虚痒：浮萍末6g，黄芩6g，生地、白芍各12g，当归、川芎各6g，煎汤调下。

【主要化学成分】含多量维生素B_1、B_2、C等水溶性维生素，木樨草素-7-β-葡萄糖苷，树脂，甾类，叶绿素，糖，蛋白质，黏液质和鞣质等。

【现代研究】药理研究显示，浮萍有强心，升高血压，解热，抗菌，抗疟和杀灭库蚊幼虫等作用。临床上用于治疗皮肤瘙痒，水肿，风疹，疮癣，丹毒和烫伤等。

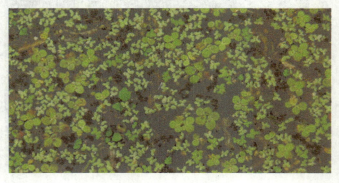

35　旱金莲

【别名】金莲花，荷叶七。

【医籍记载】《广西中草药》："清热解毒。治目赤肿痛，恶毒大疮。"

【来源】旱金莲科植物旱金莲 *Tropaoolum majus* L.。

【形态特征】一年生或多年生攀援状肉质草本，全株光滑无毛。根有时块状。叶互生，盾状近圆形，宽5~10cm，有主脉9条，由叶柄着生处向四方发出，边缘有波状棱角；叶柄长10~20cm，着生于叶柄近中心处。花单生于叶腋，有长柄，多为黄色或橘红色，宽2.5~5cm；萼片5片，基部合生；花瓣5瓣，大小不等；雄蕊3枚，花丝分离；子房3室，花柱1枚。核果。

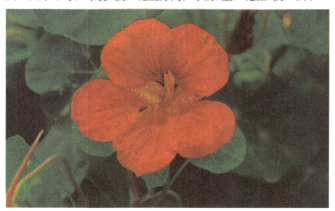

【**生境及分布**】野生于田野、荒坡及路旁。喜温暖湿润气候，喜阳光，不耐寒，以疏松肥沃、富含腐殖质的土壤栽培为宜。我国各地有栽培，贵州及广西、云南等地有野生。

【**药用部位及采收**】药用全草。春至夏季生长盛期采收，洗净，鲜用；或晾晒干燥备用。

【**性能功效**】味辛、酸，性凉。清热解毒，凉血止血。

【**单方验方**】1. 治目赤肿痛：旱金莲、野菊花各适量，捣烂敷眼眶。2. 治恶毒大疮：旱金莲、雾水葛、木芙蓉各适量，共捣烂，敷患处。3. 治咯血、吐血：旱金莲、土大黄各20g，水煎服。

【**园艺价值**】可做盆栽或地栽观赏，观叶、观花。

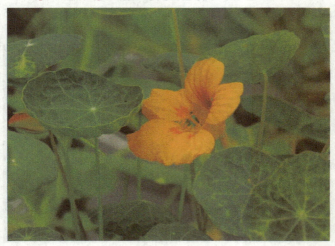

【主要化学成分】茎叶含异槲皮苷，槲皮素-3-三葡萄糖苷，绿原酸等；花含山柰酚葡萄糖苷等。

【现代研究】药理研究显示，旱金莲有抗菌，扩张血管等作用。临床上用于治疗急性结合膜炎，沙眼和化脓性皮肤感染等。

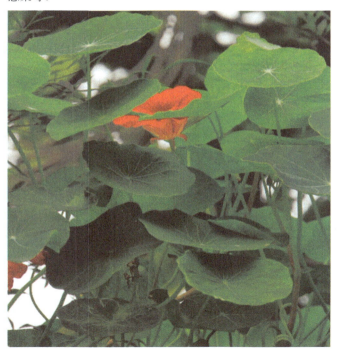

36 淡竹叶

【别名】竹叶麦冬。

【医籍记载】《本草纲目》："去烦热，利小便，清心。"

【来源】禾本科植物淡竹叶*Lophatherum gracile* Brongn.。

【形态特征】多年生草本，高40~100cm。有短缩而稍木质化的根茎。须根中部常膨大为纺锤形的块根。茎丛生，细长直立，中空，基部木质化。叶互生；叶片披针形，先端渐尖，基部楔形而渐狭缩成柄状，脉平行。圆锥花序顶生；小穗线状披针形；颖长圆形。颖果纺锤形，深褐色。花期6~9

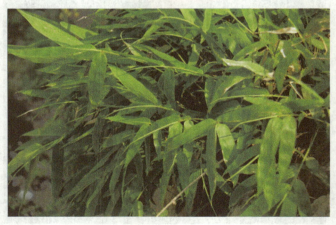

月，果期8~10月。

【生境及分布】生于山野、溪旁及林荫处。喜阴凉环境，以富含腐殖质的砂质土壤栽培为宜。分布于我国华东至西南各地。

【药用部位及采收】药用嫩茎叶。6~7月即可采收，晒干，理顺扎成小把，备用。

【性能功效】味甘、淡，性寒。清热除烦，利尿。

【单方验方】1.治血尿、血淋：淡竹叶、反背红各30g，水煎服。2.治热淋、小便不利：淡竹叶、野青菜、水灯芯草各30g，水煎服。3.治热盛心烦：淡竹叶、苦竹芯各20g，水煎服。4.治口舌糜烂：鲜淡竹叶30g，小木通、鲜地

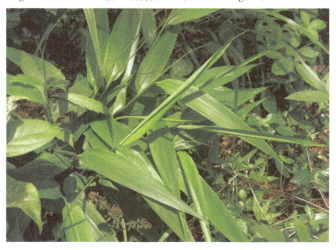

黄各9g，水煎服，每日1剂。

【药膳】鲜笋芽洗净，炒熟、炖汤、烧肉食用。也可干燥保存，温水浸泡后食用同鲜品，或腌制食用。

【园艺价值】栽种做林下草坪观赏。

【主要化学成分】全草含三萜类，甾类成分，以及含芦竹素，白茅素，β-谷甾醇，菜油甾醇，酚性成分，氨基酸，有机酸和糖类等。

【现代研究】药理研究显示，淡竹叶有解热，利尿，抑制金黄色葡萄球菌、溶血性链球菌的作用和升高血糖及一定的抗肿瘤等作用。临床上用于治疗口舌糜烂，口腔溃疡，病毒性心肌炎，感冒发热，肺炎，肺结核和咽喉肿痛等。

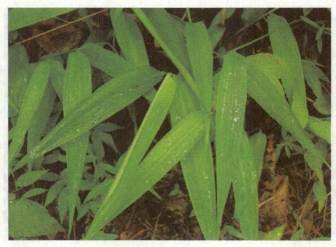

37 芦苇

【别名】芦根，苇根，苇茎。

【医籍记载】《名医别录》："主消渴客热，止小便利。"

【来源】禾本科植物芦苇 *Phragmites communis* Trin.。

【形态特征】

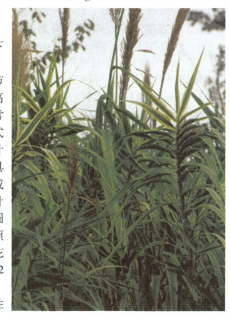

多年生高大草本，具有匍匐状地下茎，粗壮，横走，节间中空，每节上有茎牙。茎高 2~5 m，节下通常具白粉。叶 2 列式排列，具叶鞘；叶鞘抱茎，无毛或具细毛；叶灰绿色或蓝绿色，线状披针型，先端渐尖。圆锥花序大型，顶生，直立；第 1 花通常为雄性；第 2 外稃先端长渐尖，基盘具柔毛；两性花具雄蕊3枚，雌蕊1枚，花柱2枚，柱头羽状。颖果，椭圆形至长圆形。花期9~10月。

【生境及分布】生于河边、溪旁、浅水或湿地。喜温暖湿润气候，耐寒，在土壤深厚、腐殖质丰富的河流、池沼岸边浅水中生长良好。我国各地普遍分布。

【药用部位及采收】药用地下茎及根茎。夏秋季采挖地下茎，除去泥土，剪去须根，洗净，切段，晒干备用或鲜用。

【性能功效】味甘，性寒。清热除烦，生津止渴。

【单方验方】1. 治感冒高热：鲜芦苇根、鲜鸭跖草各100g，鲜淡竹叶50g，鲜一点红30g，鲜蛇莓15g，煎汤代茶频饮。2. 治津伤口渴：芦苇、果上叶各30g，水煎代茶饮。3. 治胃热呕吐不止：鲜芦苇根30g，竹茹24g，水煎后加入鲜生姜汁20ml，每日分3次服。4. 治胃热牙痛：芦苇30g，地苦

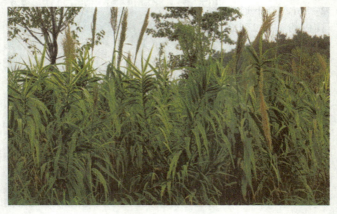

胆10g，水煎含漱。

【药膳】新鲜根茎洗净，炒熟食用，或用干品与肉炖熟食用。

【园艺价值】可做湿地景观植物栽培。

【主要化学成分】根含多量的维生素类，蛋白质，脂肪，碳水化合物，天门冬酰胺以及氨基酸，脂肪酸，甾醇，生育酚，咖啡酸和龙胆酸等。

【现代研究】药理研究显示，芦苇有免疫促进作用及显著抗癌活性，有抑制 β-溶血链球菌和镇静，镇吐，溶解胆结石等作用。临床上用于治疗急性泌尿道感染，麻疹，大叶性肺炎，猩红热，便秘，咽喉肿痛，牙龈出血及胃癌等。

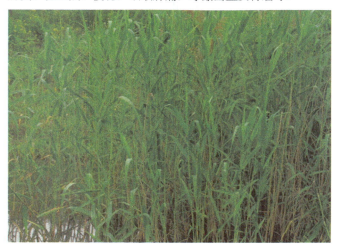

38 竹 叶

【别名】淡竹叶。

【医籍记载】《名医别录》："主胸中痰热，咳逆上气。"

【来源】禾本科植物淡竹*Phyllostachys nigra* (Lodd.ex Lindl) Munro var. *henonis* (Mitf.) Stapf ex Rendle。

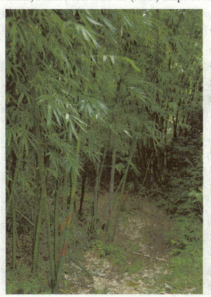

【形态特征】多年生常绿乔木或灌木，秆高7~18m，直径3~10cm，圆筒形，绿色，无毛，秆环及箨环均甚隆起。秆箨长于节间，硬纸质，背面无毛或具微毛；箨耳显著；箨舌发达；箨叶长披针形，鲜绿色，先端渐尖，基部收缩。叶片质薄，狭披针形，先端渐尖。主枝三棱形或微具四方形，具白色蜡粉。穗状花序小穗排列成覆瓦状，小穗含2~3朵花，颖1~2片；雄蕊3枚，花丝甚长；子房尖卵形，花柱丝状。筝期4~5月。

【生境及分布】常栽植于庭院。喜温暖湿润气候，忌严寒及强风。宜选背风向阳山坡、村庄附近缓坡平地及近水旁栽种，以湿润、肥沃而排水良好的中性砂质土壤生长较好。分布于我国长江以南地区。

【药用部位及采收】药用叶。随时采用鲜品或晒干备用。

【性能功效】味甘、淡，性凉。清热除烦，生津，利尿。

【单方验方】1．治热病伤津，烦热口渴：竹叶、麦冬、天花粉各12g，石膏30g，水煎服。2．治感冒发热、咽痛、口干：竹叶、连翘、薄荷各12g，金银花20g，水煎服。3．治口舌生疮，或小便淋涩热痛：竹叶10g，生地12g，木通6g，甘草梢6g，水煎服。

【园艺价值】可用于庭院栽培和小区绿化等。

【主要化学成分】叶含酚类，氨基酸，有机酸和糖类等。

【现代研究】药理

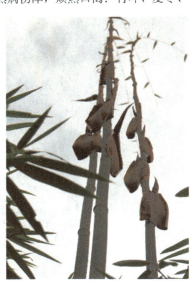

研究显示，竹叶能增加尿中氯化物排出量；有抑制小白鼠肉瘤（S_{180}）及艾氏腹水癌（EC）的作用；还有增高血糖，提高机体免疫功能和抑菌等作用。临床上用于治疗感冒发热，急性泌尿道感染小便涩痛，口腔溃疡，胃肿瘤化学药物治疗的毒副反应和膀胱癌等。

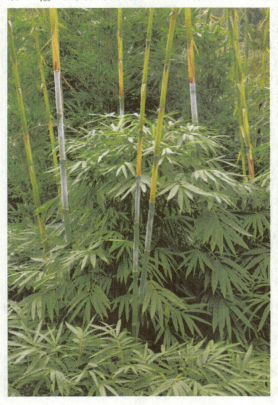

39 竹 茹

【别名】竹皮，青竹茹。

【医籍记载】《本草述》："除胃烦不眠，疗妊娠烦躁。"

【来源】禾本科植物淡竹*Phyllostachys nigra* (Lodd. ex Lindl) Munro var.*henonis* (Mitf.) Stapf ex Rendle 以及同属近缘植物。

【形态特征】见112页"竹叶"该项。药材为卷曲成团的不规则丝条状或呈长条形薄片状。宽窄厚薄不等，浅绿色或黄绿色。体轻松，质柔韧，有弹性。气微，味淡。

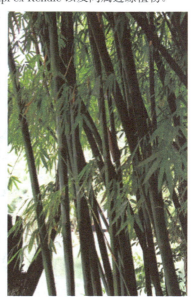

【生境及分布】同112页"竹叶"该项。常栽植于庭院。分布于长江以南地区。

【药用部位及采收】药用干燥或新鲜中间层。冬季砍伐当年生长的新竹，除去枝叶，锯成段，刮去青皮，将中间层刮成丝状，摊放晾干或晒干备用。

【性能功效】味甘，性微寒。清热化痰，除烦止呕。

【单方验方】1．治呕吐：竹茹30g，陈皮12g，水煎取汁，生姜汁兑服。2．治痰浊上犯眩晕：茯苓30g，白术、党参各12g，桂枝、竹茹、半夏、陈皮、天麻各9g，生姜3片，大枣7枚，水煎服。3．治胃脘痛：黄连3~9g，半夏、陈皮、茯苓、姜竹茹、枳壳各10g，炙甘草6g，水煎服。4．治痰扰心烦不眠：竹茹、枳实、半夏、茯苓各10g，水煎服。

【园艺价值】同112"竹叶"该项。

【主要化学成分】竹茹含有2,5-二甲氧基对苯醌，对羟基苯甲醛，丁香醛，松柏醛，对苯二甲酸和β-羟乙基甲基酯等。

【现代研究】药理研究显示，竹茹有较强抑制白色葡萄球菌、枯草杆菌、大肠杆菌及伤寒杆菌的作用；有升高血糖，增

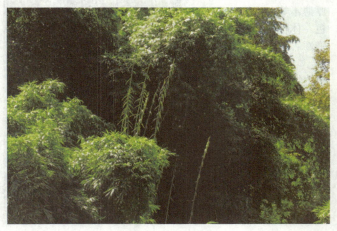

加尿中氯化物排泄等作用。临床上用于治疗高血压病眩晕，神经官能症，消化道溃疡胃痛和胆汁返流性胃炎呕吐等。

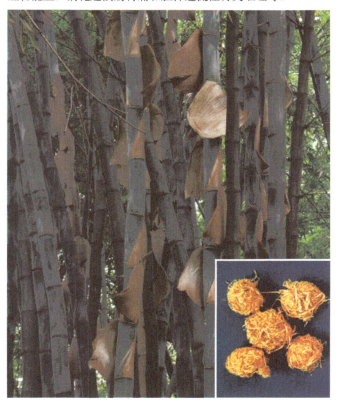

40　竹　沥

【别名】淡竹沥。

【医籍记载】《名医别录》："治暴中风风痹，胸中大热。止烦闷，消渴，劳复。"

【来源】禾本科植物淡竹*Phyllostachys nigra* (Lodd.ex Lindl) Munro var. *henonis* (Mitf.) Stapf ex Rendle。

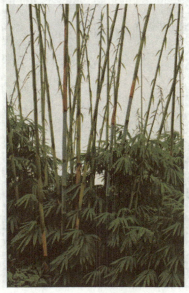

【形态特征】原植物见112页"竹叶"该项。药材为青黄色或黄棕色液汁，透明，具有焦香气。

【生境及分布】同112页"竹叶"该项。

【药用部位及采收】药用新鲜茎秆经火烤灼而流出的淡黄色澄清液汁。

【性能功效】味甘，性寒。清热豁痰，定惊利窍。

【单方验方】1. 治痰壅呕吐：竹沥20~50ml，开水冲服。2. 治痰热咳喘，痰稠难咯，顽痰胶结：半夏、黄芩各12g，水煎，竹沥20~50ml兑服。3．治中风口噤：竹沥、生姜汁各20~50ml，频饮。4．治小儿惊风：竹沥10~15ml，冲服胆南星3g，牛黄1g。

【园艺价值】同112页"竹叶"该项。

【主要化学成分】竹沥含多种氨基酸，葡萄糖，果糖，蔗糖及愈创木酚甲酸，苯酚，甲酸，乙酸，苯甲酸和水杨酸等。

【现代研究】药理研究显示，竹沥有明显的镇咳，祛痰，升高血糖，增加尿中氯化物排出等作用。临床上用于治疗流行性乙型脑炎神昏惊厥，流行性脑膜炎高热昏迷、痰壅、呕吐，急性支气管炎咳嗽痰多和感冒发热咳嗽等。

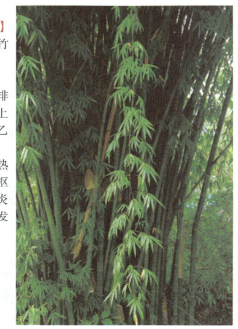

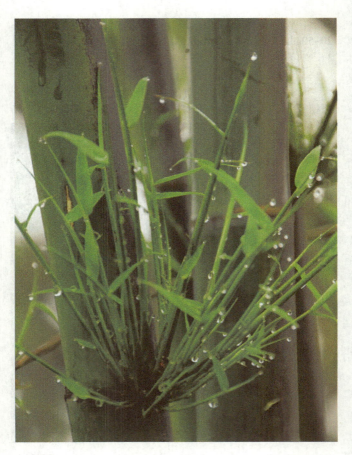

41　海风藤

【别名】大风藤，岩胡椒。

【医籍记载】《本草再新》："行经络，和血脉，宽中理气，下湿除风，理腰脚气，治疝，安胎。"

【来源】胡椒科植物海风藤*Piper kadsura* (Choisy) Ohwi.

【形态特征】常绿攀援藤本。茎有纵棱，灰色。叶互生，有长柄，近革质，狭卵形至卵形，先端长锐尖或骤尖，基部圆形，全缘，上面暗绿色，下面淡绿色，常散生白色软毛。穗状花序生于枝梢，与叶对生，下垂；花单性，雌雄异株；无花被，苞片近盾状；雄蕊3枚，雌蕊1枚；子房上位，1室。浆果近球形，褐黄色。花期5~6月，果期8~9月。

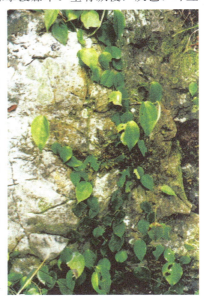

【生境及分布】生于低海拔山林中，常攀援于树上或岩石上。分

布于浙江、福建、广东和台湾等地。

【药用部位及采收】药用藤茎。秋季采割全株，洗净，晒干备用。

【性能功效】味辛、苦，性微温。祛风湿，通经络，理气。

【单方验方】1. 治风寒痹关节疼痛：(1)海风藤、追地风各30g，泡酒服。(2)海风藤、威灵仙、当归各12g，水煎服。2. 治跌打损伤疼痛：海风藤、红花各10g，水煎，冲服三七末2~3g。

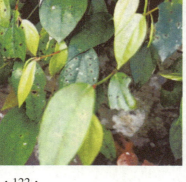

【主要化学成分】茎、叶含细叶青蒌藤素，β-谷甾醇，豆甾醇，挥发油，海风藤酮，风藤素K和风藤素L等。

【现代研究】药理研究显示，海风藤有强心，增加冠脉血流量，降低周围血管阻力，拮抗内毒素和抑制肿瘤等作用。临床上用于治疗支气管哮喘，支气管炎，风湿病、类风湿病筋脉拘挛，跌打损伤，哮喘和久咳等。

42 石南藤

【别名】南藤，岩胡椒，爬岩香。

【医籍记载】《名医别录》："疗金疮痛。"

【来源】胡椒科植物巴岩香*Piper wallichii* (Miq.) Hand.-Mazz.。

【形态特征】

常绿攀援藤本，长约3m，叶揉之有香气。茎深绿色，节膨大，生不定根。叶互生，具柄；叶片革质，椭圆形或向下渐变为狭卵形，先端渐尖，基部钝圆或阔楔形，下面被疏粗毛，叶脉5~7条。花单性异株，无花被，穗状花序与叶对生，雄花苞片圆形，雄蕊2枚；子房离生，柱头3~4枚。浆果球形。花期5~6

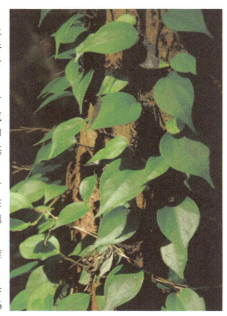

月，果期7~8月。

【生境及分布】生于山野密林中岩石上，或树干阴湿处，攀援于树上或岩石上。分布于我国西南以及华南和台湾、海南等地。

【药用部位及采收】药用茎、叶或全株。8~10月割取带叶茎枝，晒干后，扎成小把存放备用。

【性能功效】味辛，性温。祛风除湿，行气止痛。

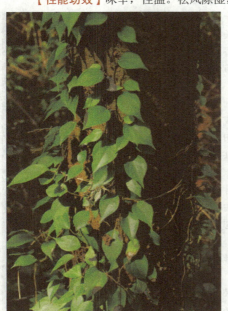

【单方验方】

1．治风湿痹痛：石南藤、追风伞、肥猪苗各15g，水煎服。2．治筋骨冷痛、扭挫伤：石南藤、南五味子根、羊耳菊、连钱草、水泽兰各适量，捣烂外敷。3．治阳痿：石南藤、九牛造、双肾草各50g，泡酒服。4．治咳嗽：石南藤、兔耳风各20g，水煎服。

【园艺价值】

做地栽、地被观赏，观叶类。

【**主要化学成分**】茎叶含海风藤酮，玉兰脂B，南藤素，山蒟酮C及长穗巴豆环氧素等。

【**现代研究**】药理研究显示，石南藤有降低冠状动脉阻力、增加冠状动脉流量，抗血小板活化因子等作用。临床上用于治疗冠心病心绞痛，脑梗死，牙龈肿痛，风湿病肌肉麻痹、关节疼痛，跌打损伤和胃肠炎腹痛等。

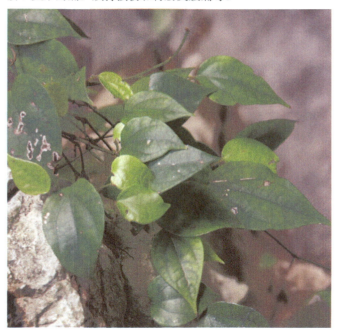

43　木鳖子

【别名】木鳖，木鳖果。

【医籍记载】《开宝本草》："主折伤，消结肿，恶疮，生肌，止腰痛，除粉刺，妇人乳痈，肛门肿痛。"

【来源】葫芦科植物木鳖Momordica cochinchinensis (Lour.) Spreng.。

【形态特征】多年生粗壮大藤本，长达15m。具板状根。全株稍被柔毛或近无毛；卷须粗壮，不分支。叶柄粗壮，初时被黄褐色柔毛；叶片卵状心形或宽卵状圆形，质较硬，3~5分裂或不分裂；叶脉掌状。花雌雄异株；雄花单生，

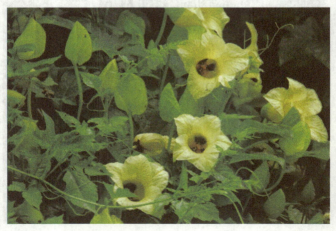

花梗粗壮，苞片无梗，花萼漏斗形，花冠黄色，雄蕊3枚；雌花单生，苞兜状，花冠花萼同雄花，子房卵状长圆形。果实卵球形，成熟时红色，肉质，密生刺状突起。种子多数，卵形或方形，黑褐色，边缘有齿。花期6~8月，果期8~10月。

【**生境及分布**】生于山坡、林缘和山沟，有栽培。喜温暖潮湿的气候和向阳环境，在肥沃深厚、排水良好的砂壤土栽培为宜。分布于安徽、浙江、江西、福建、广东、广西、湖南、四川、贵州、云南和西藏等地。

【**药用部位及采收**】药用种子。冬初采集果实，沤烂果肉，洗净种子，晒干备用。

【**性能功效**】味苦、微甘，性温；有毒。散结消肿，攻毒疗疮。

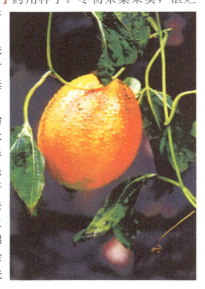

【**单方验方**】1. 治诸毒红肿赤晕不消：木鳖子适量，配草乌、半夏等适量，研末外敷患处。2. 治牛皮癣、干癣、秃疮：将木鳖子去外壳，蘸醋在粗瓷器上磨取药汁，临睡前用棉花或毛笔蘸涂患处，涂药前先用盐水将患处洗

净，每日或隔日1次。3．治痔疮肿痛：荆芥、木鳖子、朴硝各等份，煎汤熏洗。

【园艺价值】做地栽攀援藤木观赏，观花类。5~7月观淡黄色花。亦可观橘红色果。

【主要化学成分】种子含甾醇，齐墩果酸，木鳖子皂苷，木鳖子酸，木鳖子素，α-桐酸，栝楼酸，木鳖子糖蛋白和海藻糖等。

【现代研究】药理研究显示，木鳖子有降压和细胞毒作用；毒性可致呼吸短暂兴奋和心搏加快。临床上用于治疗牛皮癣，干癣，秃疮，三叉神经痛和小儿肠炎等。

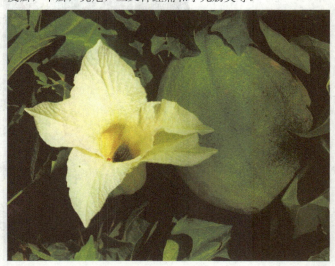

44 栝 楼

【别名】栝楼根，栝楼仁，瓜蒌，瓜蒌仁，瓜蒌皮、天花粉。

【医籍记载】《本经》：（根）"主消渴，身热，烦满大热，补虚，安中，续绝伤。"《名医别录》：（果皮）"主胸痹。"《日华子本草》：（种子）"补虚劳，口干，润心肺。疗手面皱，吐血，肠风泻血，赤白痢。"

【来源】葫芦科植物栝楼*Trichosanthes kirilowii* Maxim.及中华栝楼*Trichosanthes rosthornii* Harms。

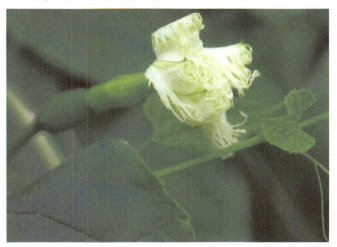

【形态特征】中华栝楼：多年生草质藤本。根粗壮。茎细长，具棱，卷须腋生，先端2歧。叶互生，卵状浅心形，通常3~7深裂，裂片线状披针形或倒披针形，先端钝、急尖。花单性，雌雄异株；雄花3~4朵，排成总状花序；花冠白色，裂片细裂成流苏状；雌花单生于叶腋，子房椭圆形，绿色。果实椭圆形或圆形，成熟时黄褐色或橙黄色。种子压扁，淡黄褐色，近边缘处具棱线。花期5~8月，果期8~10月。

【生境及分布】生于山坡、草丛或林边阴湿山谷中，有栽培。喜温暖潮湿气候，较耐热，不耐干旱，以土层深厚、疏松肥沃的砂质壤土栽培为宜。分布于我国西部多数地区。

【药用部位及采收】药用果实，种子，块根。果实（药名为"瓜蒌"）：按照成熟情况分批采收成熟果实，在果柄

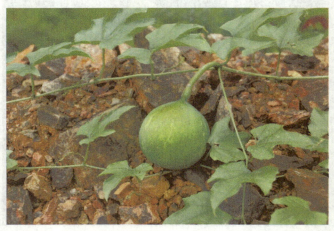

15cm处剪下，悬挂于通风处晾干备用。种子（药名为"瓜蒌仁"）：采摘成熟果实，将果实纵剖开，果瓤和种子放在盆中反复搓洗，取出种子，洗净，晒干备用。块根（药用名"天花粉"）：春夏季采挖，洗净泥土，除去粗皮，切成10~20cm长段，晒干备用。

【性能功效】根：味甘、微苦，性微寒。清热生津，消肿排脓。果实：味甘、苦，性寒。清肺，化痰，散结。种仁：味甘、苦，性寒。润肺，化痰，滑肠。

【单方验方】
根：1．治热病伤津，口燥烦渴：天花粉15g，芦根、麦门冬各12g，水煎服。2．治阴虚内热，消渴多饮：天花粉15g，配葛根、山药各20g，水煎服。3．治消渴病：天花粉、生山药各30g，生黄芪25g，知母、生鸡内金、葛根各15g，五味子12g，另可随证加减，水煎服，每日1剂。

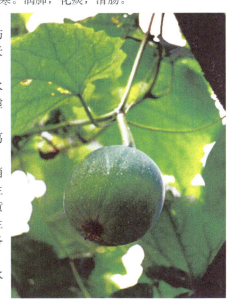

4. 治痄腮：天花粉、绿豆等量，共研细末，加入冷开水调成糊状，外搽患处，每日3～4次。

果实：1．治咳嗽痰多：瓜蒌、大毛香、羊奶奶叶各20g，水煎服。2．治外伤胸痛：瓜蒌、红花、川芎、没药各10g，水煎服；或泡酒外搽。3．治乳痈肿痛：瓜蒌、栽秧泡各30g，水煎服。4．治胸闷心悸：瓜蒌、大木姜子各等量研末，每次吞服3g。

种子：1．治燥咳痰黏：瓜蒌仁、杏仁各12g，桔梗10g，水煎服。2．治肠痈腹痛、发热：瓜蒌仁、败酱草各15g，木香6g，水煎服。3．治津亏阴虚便秘：瓜蒌仁、火麻仁、桃仁各15g，水煎服。4．治发烧吐血：瓜蒌仁15g，水煎服。

【园艺价值】做地栽攀援观赏，观果类。6～8月观白色花。10～11月观橙黄色果。

【主要化学成分】根含天花粉蛋白，天花粉多糖，β-半乳糖苷酶，瓜氨酸，丙氨酸，棕榈酸，d-菠菜甾醇，皂苷和多量淀粉等。果实含皂苷，有机酸，盐类，树脂，脂肪油，色素，糖类，多种氨基酸和无机元素等。种子富含油脂，甾醇，萜类及苷类等。

【现代研究】药理研究显示，天花粉蛋白可致流产，有抗早孕，抗肿瘤及调节免疫功能，抗菌，抗病毒，降血糖等作用。注射天花粉蛋白制剂6～8小时后可出现发热、头痛、咽痛、关节痛、颈活动不利等副作用。果实有扩张冠状动脉，抗心肌缺血，抗心律失常，改善微循环，抑制血小板聚集的作用，耐缺氧，抗菌，抗癌，有抑制大肠杆菌、葡萄球菌、肺炎双球菌、甲型溶血性链球菌和流感杆菌等作用。种子有较强的致泻，抑制血小板聚集，抗癌和扩张冠状动脉等作用。根用于中期引产，治疗葡萄胎，糖尿病，小儿惊风及流行性腮腺炎等。果实用于治疗喘息型气管炎，肺源性心脏病哮喘，冠心病，乳房纤维腺瘤，半身不遂，乳腺增生，手足皲裂和胸部挫伤疼痛等。种子用于治疗喘息型气管炎，慢性支气管炎咳嗽少痰，手足皲裂和久病体弱，产后便秘等。

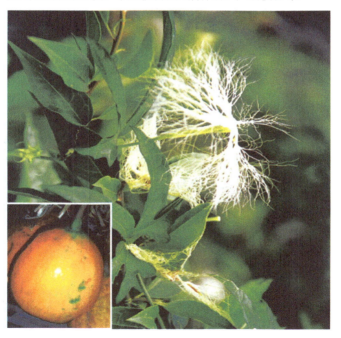

45　绣　球

【别名】绣球花，八仙花。

【医籍记载】《本草纲目拾遗》："治肾囊风，根治喉烂。"

【来源】虎耳草科植物绣球*Hydrangea macrophylla* (Thunb.) Ser.。

【形态特征】落叶灌木，高至1m。小枝粗壮，有明显皮孔和叶迹。叶对生；叶柄长1~3cm；叶片稍厚，椭圆形至卵状椭圆形，长8~16cm，先端短渐尖，基部宽楔形，边缘除基部外有粗锯齿，上面鲜绿色，下面黄绿色，无毛或沿叶脉有粗

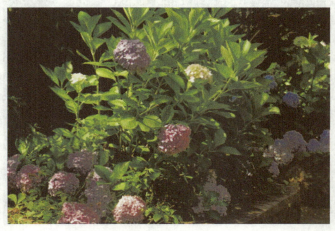

毛。伞房花序顶生，球形，花梗有柔毛；花极美丽，白色、粉红色或变为蓝色，全为不孕花，萼片4片，阔卵形，全缘。花期6~9月。

【生境及分布】喜荫蔽湿润环境，以疏松肥沃、排水良好的壤土栽培为佳。我国各地园林及民间庭院常有栽培。

【药用部位及采收】药用根、叶和花。根：秋季挖根，切片，晒干备用。叶：夏季采叶，洗净，晒干备用。花：初夏至深秋采花，晒干备用。

【性能功效】味苦、辛，性寒；有小毒。截疟，清热，解毒，杀虫。

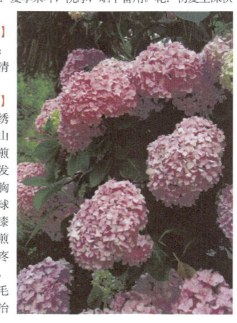

【单方验方】

1．治疟疾：绣球叶10g，黄常山6g，水400ml，煎至200ml，疟疾发作前服。2．治胸闷、心悸：绣球根、野菊花、漆树根各15g，水煎服。3．治喉痹疼痛：绣球根适量，好醋磨汁，以翎毛蘸搽患处。4．治肾囊风：绣球花1朵，野苋菜5枝，蛇床子10g，煎汤熏洗。

【园艺价值】做地栽灌木观赏，观花类。6~8月观白色、紫色、粉红色绣球状花团。

【主要化学成分】全株含八仙花精，根及其他部分含瑞香素的甲基衍生物和伞形花内酯等。

【现代研究】药理研究显示，绣球有抗疟，子宫兴奋和短暂血压下降等作用。临床上用于治疗疟疾，心悸，喉炎肿痛，阴囊湿疹，疥疮和癣等。

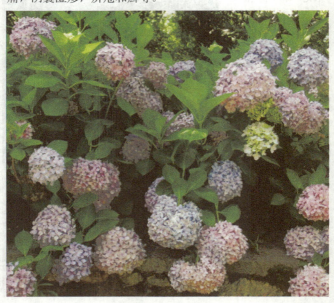

46 水折耳

【别名】梅花草，白侧耳，鸡眼梅花草。

【医籍记载】《贵州民间方药集》："镇咳，祛痰，驱风，解热，利尿。"

【来源】虎耳草科植物突隔梅花草*Parnassia delavayi* Franch.。

【形态特征】多年生草本，高10~45cm。有稍粗的横走根茎。茎具棱脊，无毛。基生叶厚纸质；叶柄长达16cm；茎上有1片无柄叶片，圆形，先端钝，基部心形，抱茎，全缘。花茎4条，单生顶端；萼片5片，卵形或倒卵形；花瓣5瓣，白色，匙形，边缘中下部有流苏状细裂；雄蕊5枚，与花瓣互

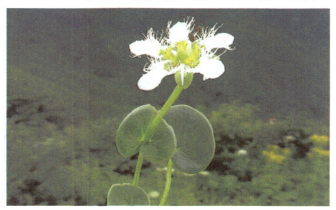

生；子房半上位，心皮3个合生。蒴果椭圆形。花期7~8月。

【生境及分布】生于山坡、路旁、林缘、林下和草坡上。分布于我国西南及陕西、甘肃、河南、湖北、湖南、西藏等地。

【药用部位及采收】药用新鲜或干燥根。夏季采收，洗净，晒干备用或鲜用。

【性能功效】味甘，性寒。清热润肺，解毒消肿。

【单方验方】1. 治久咳成痨：水折耳、鹿衔草各6g，炖猪肺吃。2. 治铜钱癣：鲜水折耳根30g，火上熏烤片刻，搓揉成团，擦患处。

【园艺价值】做地栽观赏，观花类。7~8月观白色花。

【现代研究】临床上水折耳用于治疗肺结核，喉炎，腮腺炎，淋巴结炎，疮痈和跌打损伤等。

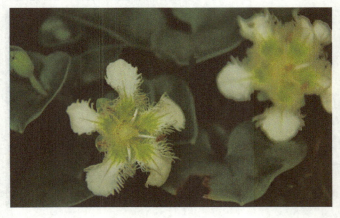

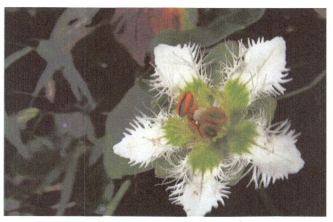

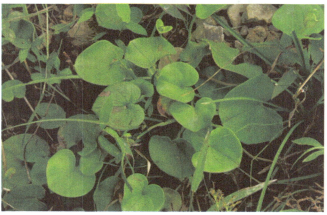

47 络石藤

【别名】络石，石龙藤，石鲮。

【医籍记载】《本经》："主风热死肌，痈伤，口干舌焦，痈肿不消，喉舌肿闭，水浆不下。"

【来源】夹竹桃科植物络石*Trachelospermum jasminoides* (Lindl.) Lem.。

【形态特征】常绿木质藤本，长达10m。全株具乳汁。茎圆柱形，多分支，散生点状皮孔，嫩枝被黄色柔毛。叶对生，革质或半革质，叶片椭圆或卵状披针形，先端短尖或钝，基部楔形，全缘。聚伞花序腋生或顶生，花白色，气味芳香；花萼5深裂，裂片线状披针形；花冠圆筒形，中部膨大；花冠裂片5片，向右覆盖；雄蕊5枚；子房由2枚离生心皮组成。蓇葖果叉生，无毛。种子多数，

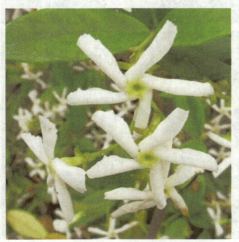

褐色，具白色绢质种毛。花期3~7月，果期7~12月。

【生境及分布】生于山坡、路旁、林缘或杂木林中。喜温暖湿润的半阴环境，不择土壤深厚，耐一定干旱，忌水涝。分布于我国华东、中南、西南和河北、陕西、台湾等地。

【药用部位及采收】药用带叶藤茎。栽种3~4年后秋末剪取藤茎，截成25~30cm长，扎成小把，晒干备用。

【性能功效】味苦、辛，性微寒。祛风除湿，通络止痛，解毒消肿。

【单方验方】1．治风湿关节痛：络石藤、三角风、大风藤各15g，水煎服。2．治吐血：络石藤、血盆草各30g，土大黄10g，水煎服。3．治肺痨久咳：络石藤、地苍、莶草各30g，炖肉吃。4．治瘰疬：络石藤、九子连环草各20g，水煎服。5．治外伤出血：络石藤叶研末撒放。

【园艺价值】做地栽、盆栽观赏，观叶类。5~6月观白色花。

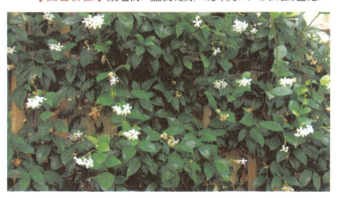

【主要化学成分】藤茎含牛蒡苷，络石苷，去甲基络石苷，1,3-二甲基肌醇，黄酮类物质和穗罗汉树脂酚苷等。

【现代研究】药理研究显示有降血压，抗痛风，抑制金黄色葡萄球菌、福氏痢疾杆菌及伤寒杆菌等作用。临床上用于治疗跌打损伤、风湿性腰痛、关节痛，咳喘，小儿腹泻，急性咽炎和坐骨神经痛等。

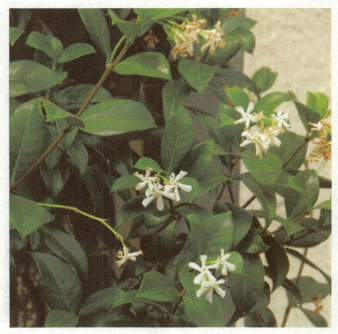

48 山 姜

【别名】和山姜，九龙盘，姜叶淫羊藿。

【医籍记载】《本草拾遗》："去恶气，温中。治中恶霍乱，心腹冷痛，功用如姜。"

【来源】姜科植物山姜 *Alpinia japonica* (Thunb.) Miq.。

【形态特征】多年生草本，高35~70cm。根茎横生，有分支。叶片通常2~5片，叶舌2裂，被短柔毛；叶片披针形至狭长椭圆形，两端渐尖，先端具小尖头。总状花序顶生，花序轴密生茸毛，花通常2朵聚生，花萼棒状；花冠裂片长圆形；侧生退化雄蕊线形。果球形或椭圆形，种子多角形。花期4~8月。

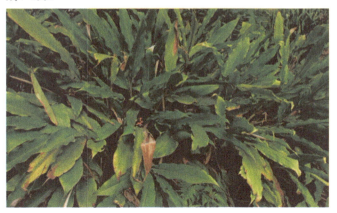

【生境及分布】生于山野沟边或林下湿地。喜温暖湿润气候，以土壤疏松、肥沃的夹砂土或腐殖质土栽培为宜。分布于我国西南、华南及华东等地。

【药用部位及采收】药用根茎或全草。3~4月采挖，洗净，晒干备用。

【性能功效】味辛，性温。活血通络，理气止痛。

【单方验方】1．治跌打损伤：山姜、铁筷子、见血飞、四块瓦各20g，泡酒服。2．治风湿痹痛：山姜、母猪藤根、山冬青各30g，酒水各半煎服。3．治胃痛：山姜20g，首乌10g，共研末，每次吞服3~5g。4．治牙痛：山姜10g，花椒少许，水煎含漱。5．治疮痈肿毒：山姜、蒲公英各适量，捣烂外敷。

【园艺价值】做地栽观赏，观叶类。

【主要化学成分】根茎含山姜烯酮，山姜萜醇等；叶含

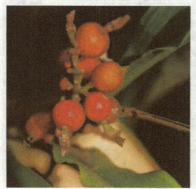

小茴香酮，1,8-桉叶素，龙脑和 α-蒎烯等；种子含桉油素，山姜素，良姜素等。

【现代研究】药理研究显示，山姜有影响肠管平滑肌，抗溃疡和抗菌等作用。临床上用于治疗肺结核咳嗽，风湿病关节疼痛，跌打损伤，胃痛和咳嗽等。

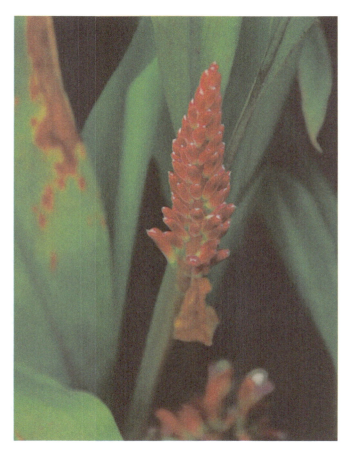

49　土马騌

【别名】大金发藓，小松柏。

【医籍记载】《贵州草药》："滋阴敛汗，止咳，止血。"

【来源】金发藓科植物金发藓*Polytrichum commune* L. ex Hedw.。

【形态特征】常绿小草本，多成片丛生，茎不分支，上部深绿色，下部密生假根，老时呈棕红色，或暗红色。上部叶螺旋状密生，下部叶渐小而渐疏；叶片长披针形，先端突生成刺状，边缘具细锯齿。单性异株；雄株稍矮，顶端着

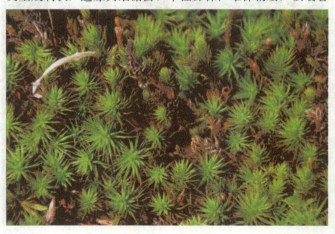

生雄器，从中央常生出新枝；雌株较高大，顶生四棱柱形孢蒴，蒴柄长达10cm，孢蒴棕红色，幼时直立，老时多变弯垂，孢蒴外覆盖有膜状蒴帽，呈棕黄色；孢子细小，圆球形，黄色，平滑。

【生境及分布】生于山野阴湿山坡、森林、沼泽等地的酸性土壤或岩石表面，四季可见。分布于我国南北各地。

【药用部位及采收】药用全草。全年可采收，洗净，晒干备用。

【性能功效】味甘，性寒。滋阴清热，凉血止血，润肠通便。

【单方验方】1. 治肺痨咯血：土马鬃30g，捣烂熬水，加白糖服。2. 治哮喘：土马鬃30g，白芥子9g，瓜子壳30g，

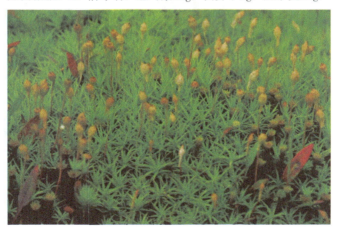

水煎服。3. 治鼻衄不止：石州黄药子15g，土马鬃、甘草各0.3g，上为细末，每次服6g，新汲水调下，未止再服，立止。4. 治耳上湿疮：土马鬃、井中苔等份，为末，灯盏内油调和涂之。

【园艺价值】做地栽、盆栽观赏，观叶类。

【主要化学成分】全草含二氧杂环己烷木脂素，类胡萝卜素等。

【现代研究】临床上用于治疗肺结核咳嗽、咯血，支气管哮喘，鼻出血和湿疹瘙痒等。

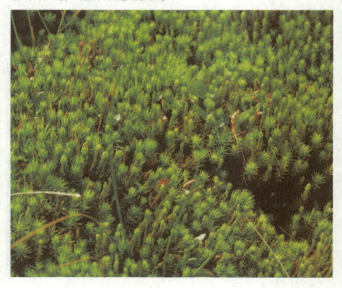

50　檵　木

【别名】檵木花，檵花，檵木根。

【医籍记载】《植物名实图考》："其叶捣烂敷刀刺伤，能止血。"

【来源】金缕梅科植物檵木 *Loropetalum chinense* (R.Br.) Oliv.。

【形态特征】落叶灌木或小乔木，高1~4m。树皮深灰色，新枝密被褐锈色星状毛。叶互生，叶片革质、卵形，先端锐尖，基部钝，不对称，全缘，上面叶脉下陷，下面叶脉突起，密生星状柔毛。花两性，3~8朵簇生，苞片条形；萼齿4枚；花瓣4瓣。蒴果球形木质，褐色。种子长卵形，白色。

【生境及分布】生于向阳丘陵、山坡。适应性较强，对土壤要求不高，可选择荒坡或林边栽种。分布于我国中部、南部和西南

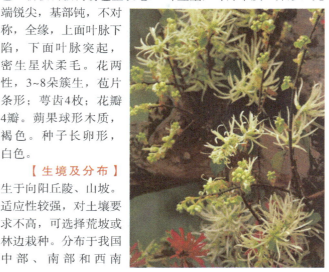

地区。

【药用部位及采收】药用根、叶或花。根：全年可采，洗净，切块，晒干备用或鲜用。叶：全年可采，晒干备用。花：清明节后采收，阴干备用。

【性能功效】味苦、涩，性平。止血生肌，清热除湿。

【单方验方】1. 治胃出血：檵木、蒲公英各30g，水煎服。2. 治崩漏下血：檵木根、大血藤各20g，水煎服。3. 治中毒性消化不良：檵木20g，鸡矢藤30g，水煎服。4. 治湿疹瘙痒：檵木叶或根适量，水煎洗患部。5. 治外伤出血：檵木花适量，捣烂外敷。

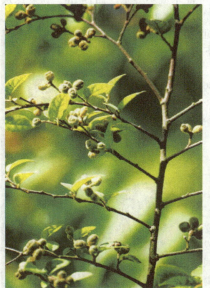

【园艺价值】做地栽灌木观赏，观叶类。4~6月观白色或红色花。

【主要化学成分】叶含槲皮素，没食子酸，还原糖，苷类，黄酮类，酚性物质，鞣质及有机酸等。花含槲皮素及异槲皮苷等。

【现代研究】药理研究显示，檵木有止血作用。临床上用于治疗功能性子宫出血，外伤出血，流行性感冒，过敏性皮炎，消化不良和急性、慢性细菌性痢疾等。

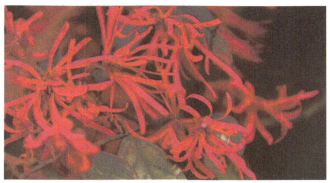

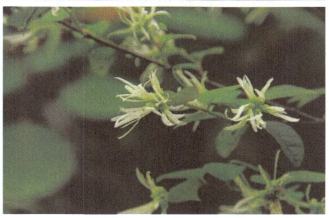

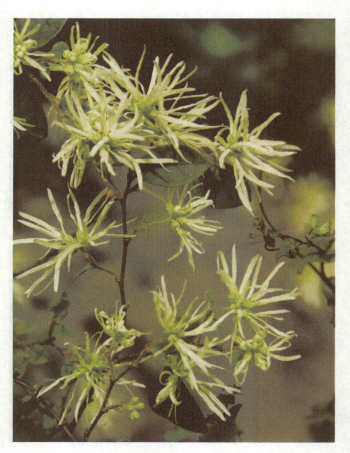

51 金鱼藻

【别名】藻，细藻，软草。

【医籍记载】《福建药物志》："凉血止血，清热利尿。"

【来源】金鱼藻科植物金鱼藻 *Ceratophyllum demersum* L.。

【形态特征】多年生沉水草本，全株暗绿色。茎细弱，长20~60cm，有分支。叶轮生，每轮6~8片叶；无柄；叶片两歧或细裂，裂片线状，具刺状小齿。花小，单性，雌雄同株或异株，腋生，无花被；总苞片8~12片，钻状；雄花具多数雄蕊；雌花具雌蕊1枚，子房长卵形，上位，1室，花柱钻型。小坚果卵圆形，光滑。花期6~7月，果期8~10月。

【生境及分布】生于海拔2700m以下的淡水池沼、湖泊

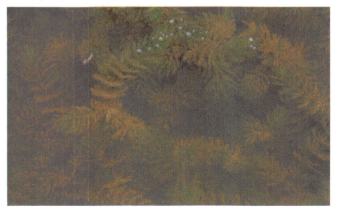

及河沟中，为水生草本植物，适温性广，生命力较强。分布于我国大部分地区。

【药用部位及采收】药用全草。四季可采，洗净，晒干备用。

【性能功效】味微苦、辛，性寒。清热解毒，散瘀消肿。

【单方验方】1．治内伤吐血：金鱼藻、仙桃草、见血清各等份，烘干研粉，每次服9g，温水送服。2．治慢性咳嗽：金鱼藻捞出后，洗净，阴干或烘干，制成散剂或水丸、蜜丸，每次1.5~3g，每日2~3次，开水冲服。

【主要化学成分】全草含甾体蓝素及铁氧化还原蛋白等。

【现代研究】药理研究显示，金鱼藻有降低血清胆固醇的作用。临床上用于治疗吐血，咳嗽咯血和血尿等。

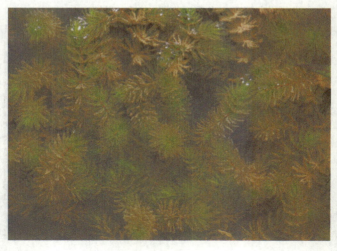

52　黄蜀葵

【别名】黄蜀葵根，蜀葵花。

【医籍记载】《嘉祐本草》：（花）"治小便淋及催生，又主诸恶疮脓水久不瘥者，作末敷之。"《本草纲目》：（根）"主治痈肿，利小便，五淋水肿，产难，通乳汁。"

【来源】锦葵科植物黄蜀葵 *Abelmoschus manihot* (L.) Medic.。

【形态特征】一年生或多年生草本，高1~2m。疏被长硬毛。叶互生；叶柄长6~18cm；掌状5~9深裂，裂片长圆状披针形，两面疏被长硬毛，边缘具粗钝锯齿。花单生于叶腋和枝端，小苞片卵状披针形或披针形；花萼佛焰苞状，5裂；花大，淡黄色；雄蕊花药近无柄；柱头紫黑色。蒴果卵状椭圆形，具粗毛。种子多数，肾形。花期8~9月。

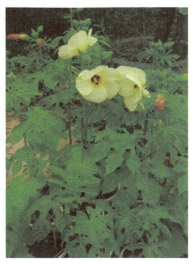

【生境及分布】生于山谷、草丛间。喜温暖气候，平地、丘陵、山地

均可栽培，适应性强，不耐寒，对土壤要求不严，以排水良好、疏松肥沃的夹沙土栽培为宜。分布于我国除东北、西北以外的大部分地区。

【药用部位及采收】药用花，根。花：7~10月，除留种外，分批采花，晒干备用。根：秋季采根，洗净，晒干备用。

【性能功效】花：味苦、甘，性寒。清热解毒，润燥滑肠，通淋。根：味甘、苦，性寒。利水，通经，解毒。

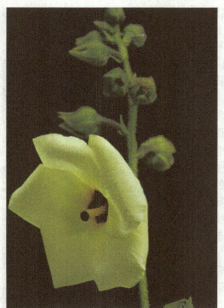

【单方验方】
1．治热淋：黄蜀葵根30~45g，水煎服。2．治水肿：黄蜀葵根、水杨柳、水灯芯草根各9~15g，水煎服。3．治肺热咳嗽：黄蜀葵根21g，水煎，酌加冰糖服。4．治跌打损伤：黄蜀葵根、透骨消、红牛膝、香樟根各15g，水煎服。5．治小儿口疮：黄蜀葵花烧成性，研末，外敷。

【园艺价值】做地栽、盆栽观

赏，观花类。5~10月观黄色花。

【主要化学成分】花含槲皮素-3-洋槐糖苷，槲皮素-3-葡萄糖苷，金丝桃苷，杨梅素和槲皮素等。

【现代研究】临床上用黄蜀葵花治疗小儿口腔炎和鹅口疮等。临床用根治疗泌尿道感染，水肿，便秘，跌打损伤，乳汁不下，痈肿和急性腮腺炎等。

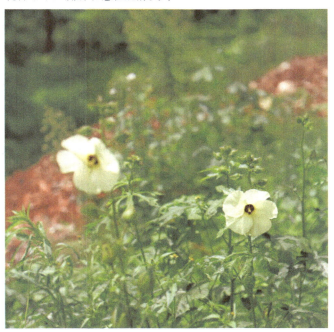

53　磨盘草

【别名】金花草，耳响草。

【医籍记载】《生草药性备要》："散风，血热。"

【来源】锦葵科植物磨盘草*Abutilon indicum* (L.) Sweet。

【形态特征】一年生或多年生直立的亚灌木状草本，高
1~2.5m，全株均被灰色短柔毛。叶互生，叶片卵圆形或近圆

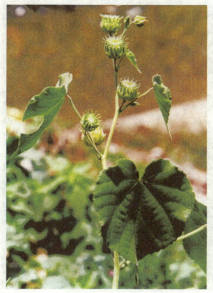

形，先端短尖或渐
尖，基部心形，两
面均被星状柔毛；边
缘具不规则锯齿。花
单生于叶腋，近顶端
具节，被灰色星状柔
毛；花萼盘状，绿
色，密被灰色柔毛，
裂片5片，宽卵形，先
端短尖；花黄色，花
瓣5瓣；雄蕊柱被星
状硬毛；心皮15~20
枚，花柱5枚，柱头
头状。蒴果倒圆形似
磨盘，黑色。种子肾
形，被星状疏柔毛。
花期7~10月，果期

10~12月。

【生境及分布】生于山坡、旷野和路旁。喜温暖湿润和阳光充足的气候，不耐寒，较耐旱，喜肥，以疏松肥沃的土壤栽培为宜。分布于我国广东、广西、福建、台湾、贵州和云南等地。

【药用部位及采收】药用全草和根。夏秋季采收，洗净，晒干备用。

【性能功效】味甘，性平。清热，利湿，开窍，活血。

【单方验方】1. 治疖腮肿痛：磨盘草30g，水煎服。2. 治痈疽肿毒：磨盘草适量，捣烂，加蜂蜜局部外敷。3. 治小便淋漓：磨盘草根20~30g，水煎，饭前温服。4. 治痔疮：磨盘草根150g，水煎，饮服1茶杯，其余药液趁热熏洗肛门，每日5~6次。

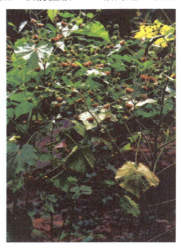

【园艺价值】做地栽、盆栽观赏。

【主要化学成分】全草含土木香内酯，香草酸，没食子酸，有机酸和糖类等。

【现代研究】临床上磨盘草用于治疗感冒发热、咳嗽，急性肠炎腹泻，中耳炎，咽炎，腮腺炎，尿路感染，肠炎腹泻，跌打损伤和痔疮等。

54 苘 麻

【别名】苘麻子。

【医籍记载】《本草纲目》："（种子）主眼翳瘀肉，起倒睫拳毛。" 《上海常用中草药》："（根和全草）解毒，祛风。"

【来源】锦葵科植物苘麻*Abutilon theophrasti* Medic.。

【形态特征】一年生草本，高1~2m，栽培可达3~4m。茎直立，具软毛。叶互生，圆心形，先端尖，基部心形，边缘具圆齿，两面密生柔毛。花单生于叶腋，花萼绿色，上部5裂；花瓣5瓣，黄色；雄蕊筒短。蒴果成熟后裂开；种子肾形，褐色。花期7~8月，果期9~10月。

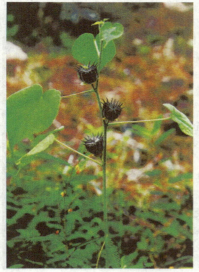

【生境及分布】生于路旁、山野、荒地堤岸，或栽培。分布于我国除青藏高原外的我国各地。

【药用部位及采收】药用全草，根，种子。

全草：夏季采收，晒干备用或鲜用。根：立秋后挖取，去茎叶，洗净晒干备用。种子：秋季果实成熟时采收，晒干后，打下种子，除去果皮及杂质，再晒干备用。

【性能功效】种子：味苦，性平。清热利湿，解毒消痈，退翳明目。全草：味苦，性平。清热利湿，解毒开窍。

【单方验方】种子：1．治赤白痢疾：苘麻子30g，炒香研末，蜂蜜水送下，每次3g，每日2~3次。2．治腹泻：苘麻子焙干，研末，每次3g，每日2次。3．治小便涩痛：苘麻子15g，水煎服。4．乳汁不下：苘麻子12g，王不留行15g，穿山甲6g，水煎服。

全草：1．治耳痛流脓：苘麻鲜全草60g，猪耳适量，水煎服；或苘麻15g，糯米30g，水煎服。2．治乳蛾肿痛：苘

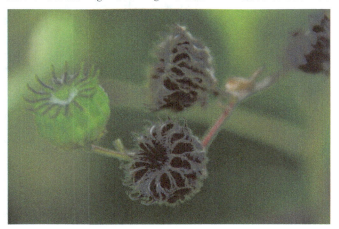

麻、一枝黄花各15g，天胡荽9g，水煎服或捣烂绞汁服。

3. 治睾丸肿痛：苘麻根、苍耳草根各15g，鸭蛋1个，酒水煎服。

【园艺价值】做地栽、盆栽观赏。

【主要化学成分】种子含油类，主要为亚油酸。叶含芸香苷等。

【现代研究】临床上苘麻种子用于治疗小便淋痛，急性结合膜炎，乳腺炎，痈疮和痢疾等。根和全草用于治疗痈疽疮疡，化脓性扁桃腺炎，睾丸炎，中耳炎和痢疾等。

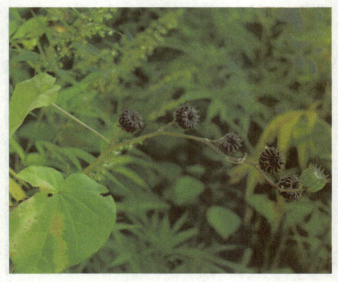

55 蜀 葵

【别名】蜀葵花,蜀葵根。

【医籍记载】《名医别录》:(根)"主理心气不足。"
《本草衍义》:(根)"主客热,利小便,散脓血恶汁。"

【来源】锦葵科植物蜀葵*Althaea rosea* (L.) Cav.。

【形态特征】二年生直立草本,高达2m。茎枝密被刺
毛。叶互生,被星状长硬毛;托叶卵形;叶近圆心形,掌状
5~7浅裂或波状棱
角,裂片三角形或
圆形,上面疏被星
状柔毛,粗糙,下
面被星状长硬毛或
茸毛。花腋生、单
生或近簇生,排列
成总状花序;小
苞片杯状,常6~7
裂;萼钟状,5齿
裂;花大,有红、
紫、白、粉红、黄
和黑紫等色;单瓣
或重瓣;雄蕊柱无
毛,花柱分支多
数。果盘状,具纵

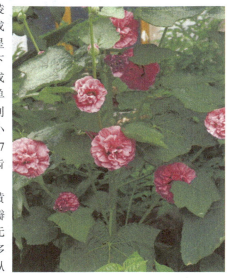

槽。花期2~8月。

【**生境及分布**】喜阳光充足及温暖气候，耐寒，以土质疏松、肥沃而排水良好的土壤栽培为宜。原产于我国西南地区，现在各地广泛栽培。

【**药用部位及采收**】药用花，根。花：夏秋季分批采收，晒干备用。根：冬季挖取，刮去栓皮，洗净切片，晒干备用。

【**性能功效**】花：味甘、咸，性寒。和血止血，解毒散结。根：味甘、咸，性微寒。清热利湿，凉血止血，解毒排脓。

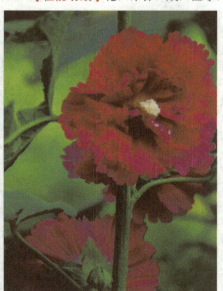

【**单方验方**】花：1．治月经不调：蜀葵花3~9g，水煎服。2．治白带增多：蜀葵花150g，阴干，研末，每日食前，温酒调下6g。3．治便秘：蜀葵花6g，水煎服。4．治咽中异物感：蜀葵花3g，开水泡代茶饮服。

根：1．治小便淋漓，或兼血淋：蜀葵根60g，或配伍车前子30g，洗净，水煎服。2．治热毒下痢：蜀葵根15g，地锦草30g，水煎服。3．治肠痈腹痛：蜀葵根10~15g，大黄3g，水煎服。4．治崩漏或有吐血：蜀葵根100g，甜酒水煎服。

【园艺价值】做地栽、盆栽观赏，观花类。6~8月观红色、紫色、白色、粉红色、黄色花。

【主要化学成分】花含黄色素，红色素和蜀葵苷等。根含黏液质，戊聚糖，甲基戊聚糖和糖醛酸等。

【现代研究】药理研究显示，蜀葵有镇痛，抗炎等作用。临床上蜀葵花用于治疗月经不调，带下病，便秘，尿路结石和慢性咽炎等。蜀葵根用于治疗月经不调，泌尿道感染，带下，痢疾，崩漏，疮疡和水火烫伤等。

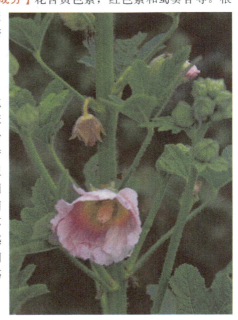

56 山梗菜

【别名】水苋菜，节节花。

【医籍记载】《东北药植志》："作利尿、催吐、泻下剂。"

【来源】桔梗科植物山梗菜*Lobilia sessilifolia* Lamb.。

【形态特征】多年生草本，高30~80cm。根茎斜生，有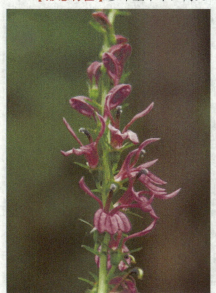多数白色细须根。茎直立，茎中部及上部叶密生，单叶互生；茎下部叶长圆形，先端钝，其余叶线状披针形至披针形，先端尖，基部心形或短楔形，边缘有微锯齿。总状花序顶生，萼钟形，5裂；花冠紫蓝色，2唇形；雄蕊聚药；子房球形。蒴果近球形。

【生境及分布】生于河边、沼泽、草甸子等水湿处。分布于我国东北及山东、台湾、云南、江西和贵州等地。

【药用部位及采收】药用全草。夏秋季采收，洗净，晒干备用或鲜用。

【性能功效】味甘，性平。解毒止痛，利水杀虫。

【单方验方】1．治毒蛇咬伤：鲜山梗菜适量，捣烂外敷。2．治胃寒痛：山梗菜根30g，山当归根20g，水煎服。3．治水肿：山梗菜、三白草、水灯芯各20g，水煎服。4．治咳嗽：鲜山梗菜、矮地茶各30g，水煎服。5．治疮痈肿毒：山梗菜适量，捣烂外敷。

【园艺价值】做地栽、盆栽或切花观赏，观花类。6~9月观紫红色花或紫蓝色花。

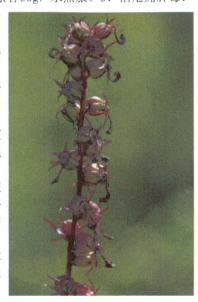

【主要化学成分】全草含山梗菜碱，山梗菜聚糖，熊果酸和氯化钾等。

【现代研究】药理研究显示，山梗菜有兴奋呼吸中枢，祛痰和抑制血小板聚集等作用。临床上用于治疗感冒发热，蛇咬伤，支气管炎和皮肤化脓性感染等。

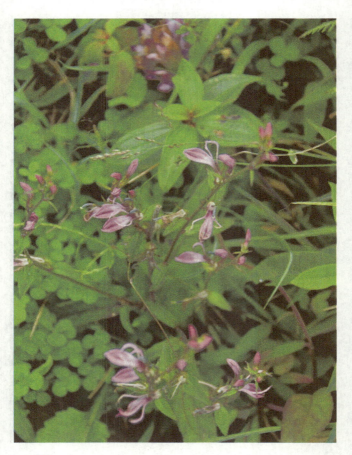

57 翠云草

【别名】翠羽草，地柏叶。

【医籍记载】《本草拾遗》："治吐血。"

【来源】卷柏科植物翠云草 *Selaginella uncinata* (Desv.) Spring。

【形态特征】多年生草本。主茎纤细，匍匐，长30~50cm，灰黄色，节上生根。分支向上展伸，上为互生、羽状、叉状分支的小枝。叶异形，排列平面上，下面深绿色，上面带碧蓝色，卵状椭圆形，顶端近短尖，边缘透明，全缘。孢子囊穗四角形；孢子叶密生、向上。

【生境及分布】生于山坡、沟谷阴湿处以及岩洞石缝里。分布于我国华南、西南等地。

【药用部位及采收】药用全草。全年可采，洗净，晒干

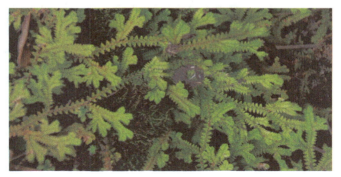

备用。

【性能功效】味淡，性平。清热利湿，止血，散瘀。

【单方验方】1. 治湿热黄疸：翠云草50~100g，水煎服。2. 治水肿：翠云草、车前草各50g，水煎服。3. 治肺热咳嗽：翠云草、枇杷花各30g，水煎服。4. 治风湿关节痛：翠云草30g，山冬青20g，水煎服。5. 治吐血、尿血：翠云草30g，水煎服。

【园艺价值】做地栽、地被或盆栽观赏，观叶类。

【主要化学成分】全草含二酯酰甘油基三甲基高丝氨酸等。

【现代研究】药理研究显示，翠云草对金黄色葡萄球菌有抑制作用。临床上用于治疗黄疸型肝炎，鼻窦炎，咯血，感冒咳嗽和风湿性关节炎疼痛等。

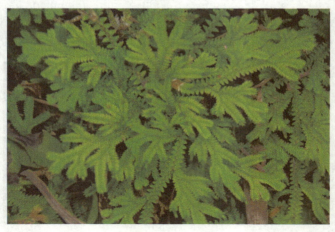

58　岩豇豆

【别名】石吊兰。

【医籍记载】《植物名实图考》："通肢节，跌打，酒病。"

【来源】苦苣苔科植物石吊兰 *Lysionotus pauciflorus* Maxim.。

【形态特征】常绿小灌木，高达25cm，攀附岩石或树上。叶对生或3片轮生；叶片长椭圆形或披针形，厚革质，先端钝或尖，基部钝圆或楔形，边缘有极疏的锯齿，下面有红斑。聚伞花序顶生或腋生；萼深5裂；花冠筒状，白色至淡紫色。蒴果线形。花期8月。

【生境及分布】生于海拔300~2000m的丘陵地带、山地林中、背阴处岩石或树

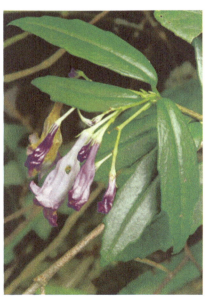

上。分布于我国长江以南各地。

【药用部位及采收】药用全草。8~10月采收，洗净，晒干备用。

【性能功效】味微苦、辛，性平。止咳平喘，活血化瘀。

【单方验方】1．治肺热咳嗽：岩豇豆、岩白菜、岩百合各30g，水煎服。2．治劳伤吐血：岩豇豆、土大黄各20g，水煎服。3．治瘰疬：岩豇豆、九子连环草各50g，水煎服。4．治小儿疳积：岩豇豆、爵床各20g，水煎服。5．治骨折伤痛：岩豇豆、四块瓦、水冬瓜各适量，捣烂包患部。

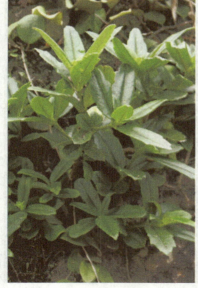

【园艺价值】做山石、山水盆景点缀观赏，观花类。4~7月观淡紫色或白色花。

【主要化学成分】全草含石吊兰素等。

【现代研究】药理研究显示，岩豇豆有抑制金黄色葡萄球菌、卡他球菌、肺炎双球菌、绿脓杆菌、伤寒杆菌等作用。临床用上于治疗感冒，急性、慢性支气管炎咳嗽，肺结核干咳、咯血，跌打损伤和小儿消化不良等。

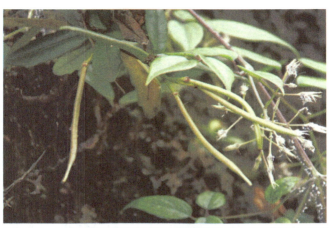

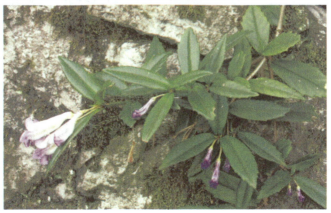

59　降龙草

【别名】散血毒莲，冷水草。

【医籍记载】《湖南药物志》："清热解毒，利水，止咳，生津。治伤暑，蛇咬，疮疖。"

【来源】苦苣苔科植物降龙草*Hemiboea subcapitata* C.B.Clarke。

【形态特征】多年生草本，高20~30cm。基部伏地，有须根。茎四棱形，近光滑或微有细毛，有棕黑色斑点。叶对生，长椭圆形，先端尖，基部下延至柄的基部呈狭翼状，全缘。花2~5朵集成近头状花序；花梗顶生或上端腋生，苞片

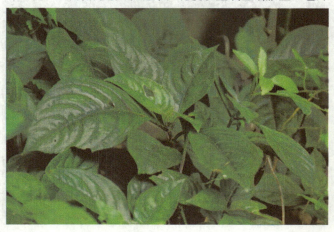

圆形；花萼5裂；花冠广筒形，淡紫红色；雄蕊2枚；子房上位。蒴果线形。

【生境及分布】生于山谷、河岸阴湿处。喜阴湿环境。分布于我国西南各地。

【药用部位及采收】药用全草。秋季采收，洗净，晒干备用。

【性能功效】味甘，性寒。清热解毒。

【单方验方】1. 治毒蛇咬伤：降龙草、丁萝卜各适量，捣汁内服，药渣外敷。2. 治热咳：降龙草、石油菜、岩白菜各20g，水煎服。3. 治腹痛：降龙草30g，水煎服。4. 治疮痛肿毒：降龙草、地核桃各适量，捣烂外敷。5. 治刀伤出血：降龙草研末，撒放出血处。

【园艺价值】做地栽或水盆景观赏，观花类。

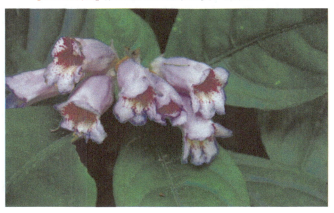

【**现代研究**】药理研究显示，降龙草对金黄色葡萄球菌、乙型链球菌、伤寒杆菌、绿脓杆菌和痢疾杆菌等有明显抑制作用。临床上用于治疗虫蛇咬伤，外伤出血或兼肿痛，感冒发热咳嗽，痈肿和腹痛等。

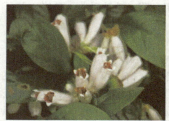
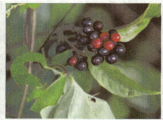

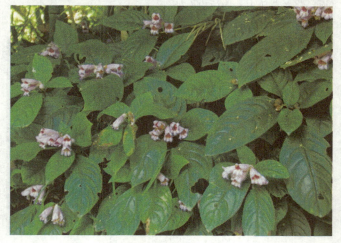

60　虎耳还魂草

【别名】还魂草，九倒生。

【医籍记载】《贵州草药》："健脾，止血，化瘀。"

【来源】苦苣苔科植物珊瑚苣苔 *Corallodiscus cordatulus* (Craib) Burtt.

【形态特征】多年生草本。无茎。叶3~4片，轮生于根茎顶端；叶片倒卵形至卵形，先端圆或短尖，基部狭，边缘有钝锯齿，羽状脉；两面均被白色柔毛和黑褐色斑。花茎数枚腋生，数花近伞房状排列，花萼5裂；花冠筒状，淡紫色；雄蕊4枚。蒴果线形。种子纺锤形。

【生境及分布】生于海拔700~2100m的山地阴湿处岩石上。分布于我国西南各地以及甘肃、陕西、山西等地。

【药用部位及采收】药用全草。夏秋季采收，洗净，鲜用或晒干备用。

【性能功效】味微辛，性平。健脾，化瘀，止血。

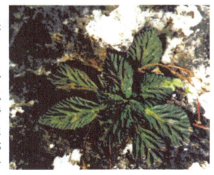

【单方验方】1.治小儿疳积：虎耳还魂草3g，胡椒5粒，蒸猪肉吃。2．治跌打损伤：虎耳还魂草3~5蔸，石吊兰、菊叶

三七、吉祥草各9g，水煎服。

【园艺价值】做地栽、盆栽或山石上栽观赏，观叶类。

【现代研究】临床上用于治疗小儿消化不良和跌打损伤等。

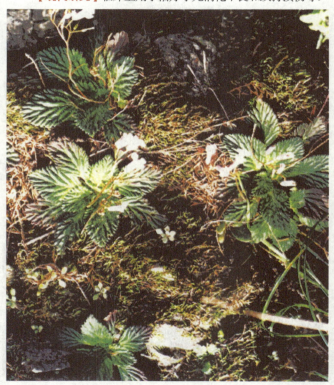

61　鬼针草

【别名】鬼钗草，鬼黄花。

【医籍记载】《本草拾遗》："主蛇及蜘蛛咬。"

【来源】菊科植物鬼针草*Bidens biternata* L.。

【形态特征】一年生草本，高40~100cm。茎中部和上部叶对生，2回羽状深裂，裂片再次羽状分裂，小裂片三角状或菱状披针形，先端尖或渐尖，边缘具不规则细齿或钝齿，两面略有短毛；上部叶互生，羽状分裂。头状花序，具长柄；舌状花白色，花杂性；筒状花黄色。瘦果条形，黑色，具3~4条棱，被硬短毛。花期8~9月，果期9~11月。

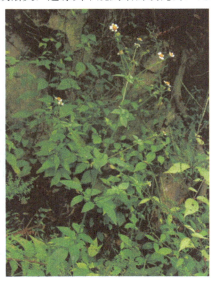

【生境及分布】生于山野、路旁、草坡。喜温暖湿润气候，在疏松肥沃、富含腐殖质的砂质壤土、黏性壤土中生长较好。我国大部分地区有分布。

【**药用部位及采收**】药用全草。夏秋季开花盛期，收割地上部分，去杂草，鲜用或晒干备用。

【**性能功效**】味苦，性微寒。清热解毒，祛风除湿，活血消肿。

【**单方验方**】1.治肠痈腹痛：鬼针草15～30g（鲜草45g），水煎服；或加牛乳、蜂蜜适量同服。2.治湿热黄疸：鬼针草100g，连钱草60g，水煎服。3.治湿热泄泻：鬼针草15~30g，车前草10g，水煎服。4.治疔肿或汤火烫伤：鬼针草鲜叶适量，捣烂外敷伤处。

【**园艺价值**】做原生景观赏。7~11月观赏黄色花。

【**主要化学成分**】全草含金丝桃苷，水杨酸，原儿茶酸，没食子酸，脂肪酸类，黄酮类，胡萝卜素，蒽醌苷，糖，维生素，氨基酸和生物碱等。

【**现代研究**】药理研究显示，鬼针草有镇痛、镇静，抗高血脂及血栓形成，抗胃溃疡，抗胃酸等作用。临床上用于治疗咽喉炎，阑尾炎，黄疸型肝炎，感冒发热，消化不良，急性肾炎，疔肿，烧烫伤，急性胃肠炎和风湿性关节炎等。

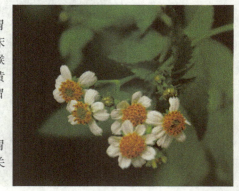

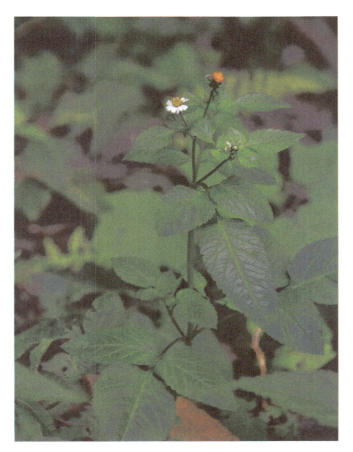

62 狼把草

【别名】叉子草,狼杷草。

【医籍记载】《本草拾遗》:"主赤白久痢,小儿大腹痞满,丹毒寒热。"

【来源】菊科植物狼杷草*Bidens tripartita* L.。

【形态特征】一年生草本,高20~150cm。茎绿色或带紫色,无毛,上部分支。叶对生,下部的较小,不分裂,边缘具钝齿,常为于花期枯萎;中部叶具柄,有狭翅,常为3~5深裂;上部叶较小,披针形。头状花序顶生或腋生;总苞片多数;花黄色,全为两性管状花。瘦果扁平,倒卵状楔形,边缘有倒刺毛。花、果期8~10月。

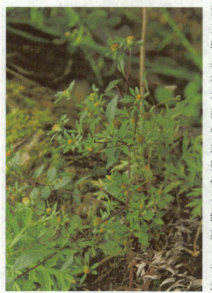

【生境及分布】生于路边荒野及水边湿地。喜温暖湿润环

境，对土壤要求不高，以在富含腐殖质的砂质壤土、黏性土生长良好。分布于我国东北、华北、华东、华中、西南及陕西、甘肃、青海、新疆等地。

【**药用部位及采收**】药用全草。8~9月除保种植株外，割取地上部分，鲜用或晒干备用。

【**性能功效**】味甘、微苦，性凉。清热解毒，利湿，通经。

【**单方验方**】1．治肠痈腹痛：狼把草、万年荞、折耳根各20g，水煎服。2．治湿热黄疸：狼把草、齐头蒿各15g，苦参6g，水煎服。3．治感冒发热、咳嗽：狼把草、马兰各15g，水煎服。4．治咽喉肿痛：狼把草、薄荷各5g，水煎慢咽。

【**园艺价值**】做原生景观赏。7~11月观赏黄色花。

【**主要化学成分**】全草含木樨草素，东莨菪素，亚油酸，丁香油酚，罗勒烯，胡萝卜素，抗坏血酸，鞣质和挥发油等。

【**现代研究**】药理研究显示，狼把草有镇静，降血压，利尿和发汗等作用。临床上用于治疗肺结核、胸膜炎，丹毒，蛇咬伤，月经不调，湿疹癣疮和痢疾脓血便等。

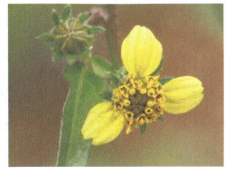

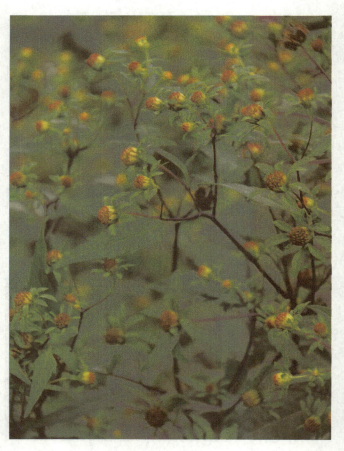

63　金盏菊

【别名】金盏花，金盏草。

【医籍记载】《云南中草药》："清热解毒，活血调经。"

【来源】菊科植物金盏菊花Calendula officinalis L.。

【形态特征】一年或越年生草本，高30~60cm。全株有短毛。茎直立，有纵棱，上部分支。单叶互生，下部叶匙形，全缘；上部叶长椭圆状至长椭圆倒卵形，先端钝或渐尖，基部略带心脏形，稍抱茎，全缘或边缘具疏锯齿。头状花序单生于枝端，有梗；总苞片线形，边缘膜质；舌状花黄色或橘黄色，雌性，1~2层，舌片全缘或先端3齿裂；管状花

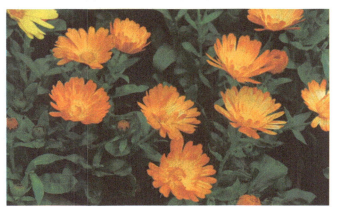

两性，不孕育，柱头不裂。瘦果向内钩曲，两侧具窄翼，无冠毛。花期4~7月。

【生境及分布】我国各地多栽培。分布于我国福建、广东、广西、四川、贵州和云南等地。

【药用部位及采收】药用全草或花。全草：夏季采收，鲜用或全草切段，晒干备用。花：阴干备用。

【性能功效】味苦，性寒。清热解毒，活血调经。

【单方验方】1. 治耳内流脓：鲜金盏菊叶适量，取汁滴入耳内。2. 治月经不调：金盏菊全草10g，水煎服。3. 治肠风便血：鲜金盏菊花10朵，冰糖水煎服。

【园艺价值】栽种做地被、花坪、草坪。观赏金黄色花。

【主要化学成分】花含金盏菊花素，金盏菊黄酮苷，豆甾醇，谷甾醇，胆甾醇，蒲公英甾醇，甲基甾醇，香草酸，

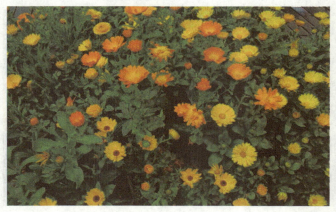

多糖类和绿原酸等。

【现代研究】药理研究显示，金盏菊有抗炎和抗菌等作用。临床上用于治疗中耳炎和月经不调等。

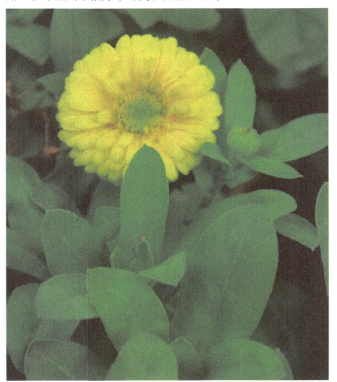

64 飞 廉

【别名】飞轻，飞廉蒿。

【医籍记载】《本经》："主骨节热，胫重酸疼。"

【来源】菊科植物丝毛飞廉 *Carduus crispus* L.。

【形态特征】二年生草本。茎直立，高50~100cm。主根肥厚，伸直或偏斜。茎直立，具纵条棱，并附有绿色间歇的刺齿状翼。叶互生；下部叶椭圆状披针形，羽状深裂，裂片边缘具刺，上面绿色。头状花序2~3枚生于枝端，总苞钟形，苞片多层；花全部为管状花，两性，紫红色；先端5裂；雄蕊5枚；雌蕊1枚。瘦果长椭圆形。花期5~7月。

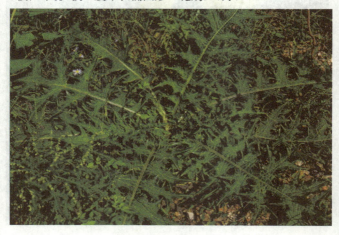

【生境及分布】生于山野、草坡和路旁。分布于我国各地。

【药用部位及采收】药用全草或根、花。全草：春夏季采收全草，晒干备用。根：秋季挖根，鲜用或切成段，晒干备用。花：开花期分批采花，阴干备用。

【性能功效】味微苦，性凉。清热，利湿，凉血，散瘀。

【单方验方】1. 治感冒，时疫感冒发热：飞廉干花9g或干根15g，银花9g，板蓝根15g，水煎服。2. 治风湿关节肿痛：飞廉150g，何首乌45g，白酒适量，浸泡7天，每次1盅，日服3次。3. 治鼻衄，崩漏，尿血：飞廉、茜草、地榆各9g，水煎服。

【园艺价值】做原生景、地被种植。7~11月观赏紫红色花。

【主要化学成分】茎含去氢飞廉碱和去氢飞廉定等。

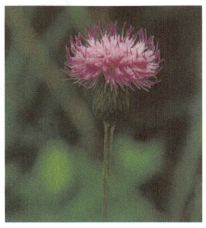

【现代研究】药理研究显示，飞廉有提高冠状动脉血流量，保护心肌等作用。临床上用于治疗感冒，流行性感冒，鼻出血，功能性子宫出血，尿血，风湿性关节炎和跌打损伤疼痛等。

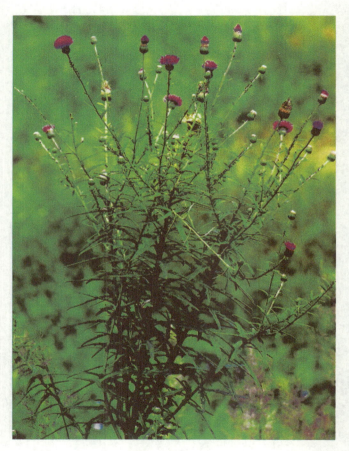

65 红花

【别名】红蓝花，刺红花。

【医籍记载】《新修本草》："治口噤不语，血结，产后诸疾。"

【来源】菊科植物红花 *Carthamus tinctorius* L.。

【形态特征】一年生或二年生草本。叶互生，卵形或卵状披针形，先端渐尖，边缘具不规则锯齿，齿端有锐刺，几无柄，微抱茎。头状花序顶生，总苞片多层，边缘具不等长锐齿，内面数层卵形，上部边缘有短刺；全为管状花，两性，花冠初时黄色，渐变为橘红色、红色。瘦果白色，倒卵形。花期5~7月，果期7~9月。

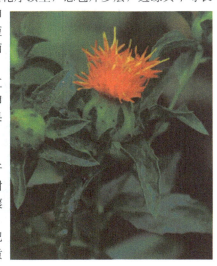

【生境及分布】栽培为主。喜温暖干燥气候，耐寒，耐旱，耐盐碱，耐土壤贫瘠。以向阳干燥、土壤深厚、中等肥力、排水良好的砂质

壤土栽培为宜。广泛分布于我国东北、华北、西北和山东、浙江、贵州、四川和西藏等地。

【药用部位及采收】药用花。5月底至6月下旬的盛花期，分批采摘。选晴天，早6~8时，管状花完全展开时采摘，阴干或40~60℃低温烘干，备用。

【性能功效】味辛，性温。活血祛瘀，通经活络。

【单方验方】1．治血滞痛经、经闭：红花、桃仁、当归、川芎、赤芍各6g，水煎服。2．治温病发热斑疹色暗：红花、当归、紫草、大青叶各12g，水煎服。3．治跌打瘀肿，骨折及痹证疼痛：单用红花50g，浸白酒300～500ml，适量内服或涂搽伤处。4．治产后失血头晕：红花、荷叶、益母草、当归、白芍各15g，蜂蜜熬膏，内服。

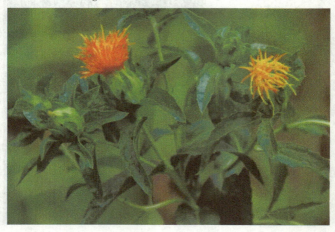

【园艺价值】做地栽或盆栽观赏，观花类。5~6月观红色花。

【主要化学成分】花含二氢黄酮衍生物红花苷，红花醌苷，新红花苷，红花黄色素（红花黄Ⅰ、Ⅱ、Ⅲ、Ⅳ），红花多糖以及棕榈酸，肉豆蔻酸和月桂酸等。

【现代研究】药理研究显示，红花有抗凝血，防止血栓形成，促进血栓溶解，改善微循环，扩张血管，降血压，抗炎，促进肝细胞再生，抑制唾液分泌，收缩支气管平滑肌及抗利尿等作用。临床上用于治疗血栓闭塞性脉管炎，血栓性静脉炎，冠心病心绞痛，缺血性脑血管病，注射后静脉炎，分娩期宫缩无力，产后失血头晕，神经性皮炎，肝炎，急性、慢性肌肉损伤，神经痛，扁平疣，肝脾肿大，外伤性充血红肿痛和青少年近视等。

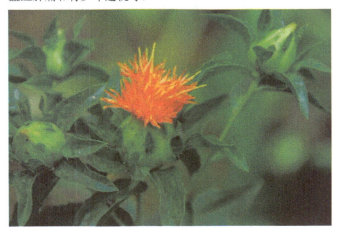

66 一点红

【别名】羊蹄草，小蒲公英。

【医籍记载】《岭南采药录》："治肠痔泻血，利小儿积虫，治五痔，开胃进食，解鱼毒。"

【来源】菊科植物一点红 Emilia sonchifolia (L.) DC.。

【形态特征】一年生或多年生草本，高10~40cm。茎直立或近基部倾斜，紫红色或绿色，光滑无毛或被疏毛，有分支，枝条柔弱。叶互生；无柄；叶片稍肉质，茎下部叶卵形，琴状分裂，边缘具钝齿，茎上部叶较小，全缘，上面绿色，夏末常为紫红色，基部耳状抱茎。头状花序疏散；小花全为筒状，两性，紫红色，5齿裂。瘦果狭矩圆形，冠毛白

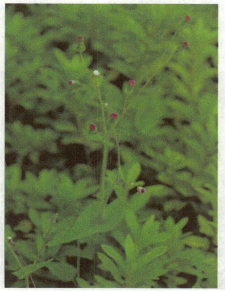

色。花期7~11月，果期9~12月。

【生境及分布】生于村旁、路边、田野及山坡。分布于我国长江以南各地。

【药用部位及采收】药用全草。全年可采收，洗净，晒干或鲜用。

【性能功效】味苦，性凉。清热解毒，散瘀消肿。

【单方验方】1．治乳蛾肿痛：鲜一点红90g，水3碗煎成1碗，分两次慢咽。2．治腹痛泄泻：鲜一点红60g，桂皮6g，水煎服。3．治小儿疳积：一点红9g，梅片0.3g，水煎服。4．治带下：鲜一点红30~60g，食盐少许，水煎熏洗。5．治跌打损伤肿痛：一点红、酢浆草各适量，捣烂加酒少许外敷伤处。

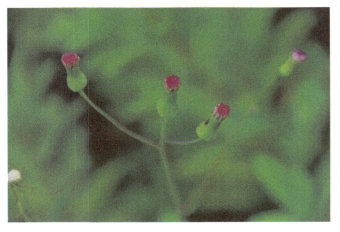

【园艺价值】做原生景观赏。观花类。

【主要化学成分】全草含克氏千里光碱，金丝桃苷，槲皮素，β-谷甾醇，豆甾醇和棕榈酸等。

【现代研究】药理研究显示，一点红有抑制金黄色葡萄球菌、绿脓杆菌和伤寒杆菌的作用。临床上用于治疗上呼吸道感染，肺炎，乳腺炎，肠炎，细菌性痢疾，尿路感染，疮疖痈肿，跌打损伤和湿疹等。

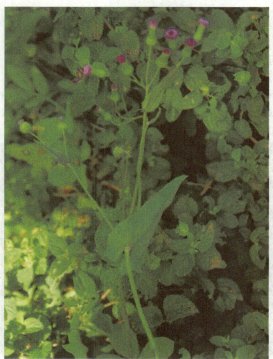

67 佩 兰

【别名】兰草，大泽兰。

【医籍记载】《本经》："主利水道，杀蛊毒，辟不祥。"

【来源】菊科植物佩兰 *Eupatorium fortunei* Turcz.。

【形态特征】多年生草本。根茎横走。茎直立，高70~120cm，下部光滑无毛。叶对生，下部叶片常枯萎，中部叶片通常3深裂，先端渐尖，边缘有锯齿，上部叶较小；通常不分裂。头状花序排列成聚伞状，每个头状花序具花4~6朵，全部为管状花；花冠白色；雄蕊5枚；子房下位，柱头2裂。瘦果圆柱形，熟时黑色。花

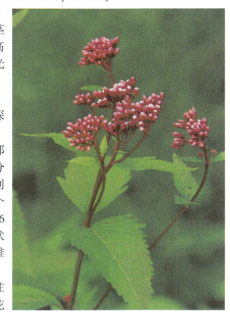

期8~11月。

【**生境及分布**】生于溪边或原野湿地。喜温暖湿润气候，耐寒，怕旱，怕涝，以疏松肥沃而排水良好的砂质壤土生长良好。分布于河南、山东、江苏、广东、广西、四川和贵州等地。

【**药用部位及采收**】药用地上部分。每年可割取地上部分2~3次，选晴天中午收割，立即摊晒至半干，扎成束，放回室内回潮，再晒至全干备用。

【**性能功效**】味辛，性平。解暑化湿，辟秽和中。

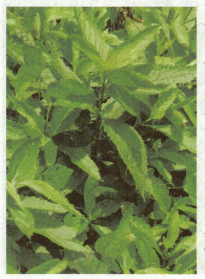

【**单方验方**】1. 治霉湿秽浊吐泻：佩兰叶6g，藿香叶3g，陈皮4.5g，制半夏4.5g，大腹皮3g（酒洗），厚朴2.4g（姜汁炒），加鲜荷叶9g为引，煎汤服。2. 治暑热致发热身痛咽干：佩兰叶6g，藿香叶4.5g，薄荷叶3g，冬桑叶6g，大青叶9g，鲜竹叶30片，煎汤代茶饮。3. 治中暑头痛：佩兰、青蒿、菊花各9g，绿豆衣12g，水煎服。

【园艺价值】栽种做原生景观赏。7~11月观赏紫红色花。

【主要化学成分】地上部分含挥发油，油中含聚伞花素、乙酸橙花醇酯和百里香酚甲醚等。

【现代研究】药理研究显示，佩兰有保护胃黏膜，增强人唾液淀粉酶活性，抑制白喉杆菌、伤寒杆菌、金黄色葡萄球菌等作用。临床上用于治疗外感暑热，夏秋季感冒和急性胃肠炎等。

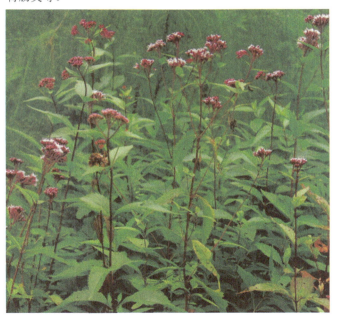

68 萍蓬草

【别名】橐吾。

【医籍记载】《福建药物志》："活血行瘀。"

【来源】菊科植物大吴风草 *Farfugium japonicum* (L.) Kitam.。

【形态特征】多年生草本。根茎粗壮。基生叶有长柄，叶片肾形，边缘有小锯齿或近全缘，上面绿色，有光泽。花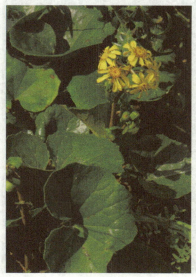茎直立，初时被褐色柔毛，后渐脱落；上有披针形花叶；头状花序在花茎顶端排成疏伞房状；舌状花一层，雌性，黄色；管状花两性。瘦果圆筒形，具纵纹和短毛，棕褐色。花期10~12月。

【生境及分布】生于山坡、林缘阴湿处。分布于我国东部和南方各地。

【药用部位及采收】药用全草或根。夏秋季采收，鲜用或晒干备用。

【性能功效】味辛、微苦，性凉。清热解毒，消肿散结。

【单方验方】1．治感冒咳嗽：萍蓬草15g，水煎服。2．治咽喉肿痛：萍蓬草根6~9g，水煎服。3．治疗疮溃疡：萍蓬草鲜全叶，用银针刺空后以米汤或开水泡软，敷贴疮面，每日换2~3次。4．治跌打损伤：鲜萍蓬草根适量，捣烂敷伤处；或取根6~9g，切片嚼碎，黄酒冲服，每日2次。

【园艺价值】作为花木、绿化植物栽种，观叶、花类。5~9月观黄色花。

【主要化学成分】根和叶含克氏千里光碱，呋喃倍半萜类和大吴风草素等。

【现代研究】药理研究显示，萍蓬草有一定的肺、肝毒性。临床上用于治疗感冒，流行性感冒，急性咽喉炎，支气管炎，肺结核咳血和乳腺炎等。

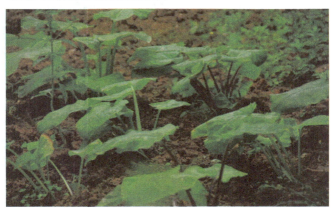

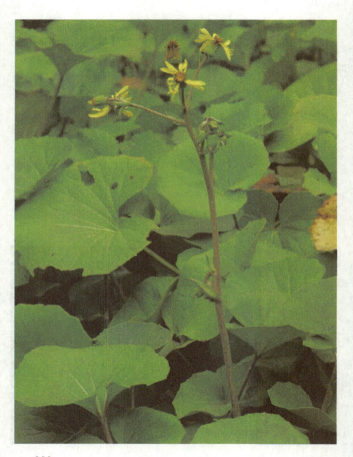

69 东风菜

【别名】仙白草，山白菜。

【医籍记载】《开宝本草》："主风毒壅热，头疼目眩，肝热眼赤。"

【来源】菊科植物东风菜Aster scaber Thunb.。

【形态特征】多年生草本，高1~1.5m。茎直立，圆形，基部光滑，上部渐有毛，嫩枝顶端毛较密，茎中部略带红色。叶互生，基部叶心形，边缘有锯齿，叶下面灰白色；茎上部叶卵状三角形叶。头状花序呈伞房状；舌状花白色，雌性；管状花黄色，两性。瘦果长椭圆形。花期7~9月。

【生境及分布】生于山野路旁向阳山地。分布于我国长

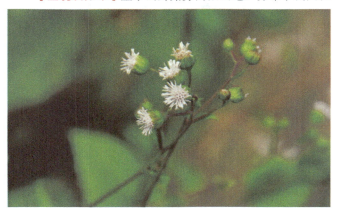

江以南大部分地区。

【**药用部位及采收**】药用根茎及全草。秋季采挖根茎，夏秋季采收全草，洗净，鲜用或晒干备用。

【**性能功效**】味辛、甘，性寒。清热解毒，明目，利咽。

【**单方验方**】1．治跌打损伤：东风菜、地蜂子各30g，毛青杠20g，浸酒饮服。2．治饮食不下：东风菜、鱼鳅串根各30g，水煎服。3．治刀伤出血：鲜东风菜适量，捣烂外敷伤处。

【**园艺价值**】栽培做原生景观赏。8~10月观赏白色花。

【**现代研究**】临床上用于治疗跌打损伤肿痛，消化不良食少和外伤出血等。

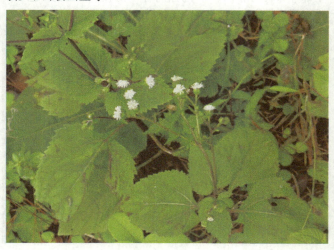

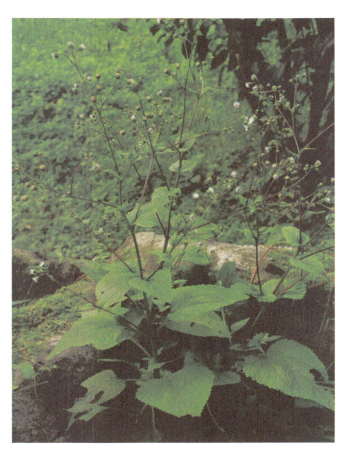

70 水朝阳草

【别名】金沸草。

【医籍记载】《四川中药志》："祛风湿，续筋骨，止血，解毒。"

【来源】菊科植物水朝阳 *Inula helianthus-aquatica* C.Y.Wu ex Ling。

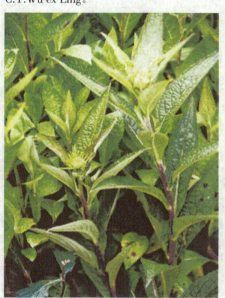

【形态特征】多年生草本，高30~80cm。根茎长，有带鳞叶和顶芽的细匍匐枝。茎下部常有不定根，直立，上端分支，绿色而杂有紫斑。单叶互生，叶片卵圆状披针形或披针形，下部叶渐狭成柄，花期枯萎；中部以上叶无柄，基部圆形或楔形，半抱茎，全缘，上面无毛，下面有黄色腺点。头状花序顶生；总苞半球形；舌状花黄色，线形；管状花有披针形裂片，冠毛白色。瘦果圆柱形。花期6~10月，果期9~10月。

【**生境及分布**】生于低山湿润坡地、林中或溪岸和稻田等。分布于甘肃、四川、贵州和云南等地。

【**药用部位及采收**】药用全草。夏季采收，洗净，晒干备用或鲜用。

【**性能功效**】味甘、辛，性温。降气化痰，祛风除湿。

【**单方验方**】1. 治外伤出血：鲜水朝阳草叶适量，捣烂外敷伤口。2. 治风湿骨痛：水朝阳草、络石藤各15g，水煎服。3. 治外伤骨折：水朝阳草根、虎杖、连钱草各适量，捣烂兑甜酒，焙热外敷患处。

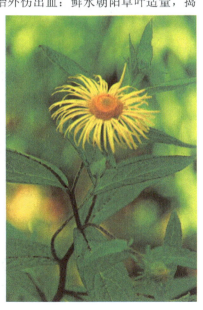

【**园艺价值**】栽种做地被、草坪。7~11月观赏金黄色花。

【**主要化学成分**】全草含有内酯成分。

【**现代研究**】临床上用于治疗咳嗽痰多，胸闷气喘，风湿性关节炎和外伤骨折疼痛等。

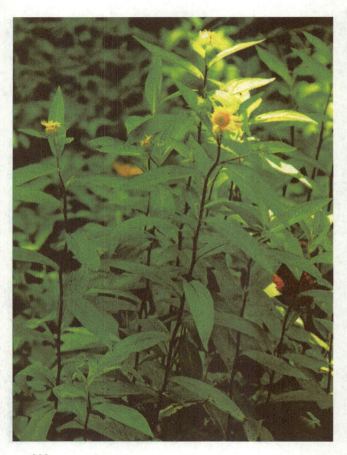

71　旋覆花

【别名】旋覆，金钱花。

【医籍记载】《本经》："主结气，胁下满，惊悸。除水，去五脏间寒热，补中，下气。"

【来源】菊科植物旋覆花 *Inula japonica* Thunb.或欧亚旋覆花 *Inula britannica* L.。

【形态特征】多年生草本，高30~80cm。根茎短，横走或斜生，具须根。茎单生或簇生，绿色或紫色，有细纵沟，被长伏毛。单叶互生，叶片长圆形或长圆状披针形，先端尖，基部渐狭而抱茎，全缘或有锯齿，无叶柄。头状花序顶

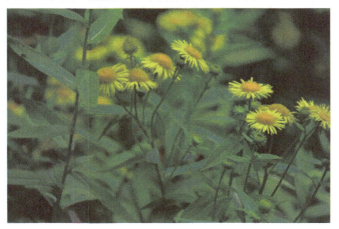

生；舌状花黄色，舌片线形；管状花冠毛白色。瘦果圆柱形。花期6~10月，果期9~11月。

【生境及分布】生于山坡路旁、湿润草地和河岸田埂等处。喜温暖湿润气候，在土层深厚、疏松肥沃、富含腐殖质的砂质壤土中生长良好。分布于我国各地。

【药用部位及采收】药用头状花序。7~9月分批采收花序，晒干备用。

【性能功效】味苦、辛、咸，性微温。降气化痰，降逆止呕。

【单方验方】1. 治寒痰咳喘：旋覆花、苏子、法半夏各12g，水煎服。2. 治痰热咳喘：旋覆花、桑白皮、瓜蒌各12g，水煎服。3. 治呃逆、呕吐：旋覆花、半夏、生姜各

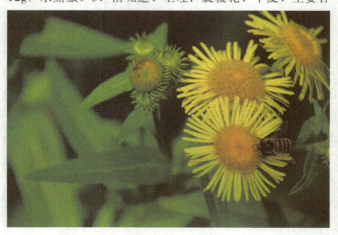

12g，赭石20g，水煎服。

【园艺价值】栽种做地被、草坪。7~11月观赏金黄色花。

【主要化学成分】花含黄酮苷，槲皮素，异槲皮素，旋覆花甾醇A、旋覆花甾醇B、旋覆花甾醇C及蒲公英甾醇等。

【现代研究】药理研究显示，旋覆花有缓解支气管痉挛，明显抑制金黄色葡萄球菌、炭疽杆菌和福氏痢疾杆菌，抗炎，增强肠蠕动、子宫张力和胆汁分泌等作用。临床上用于治疗胸胁痛，急慢性支气管炎，顽固性呃逆，神经性反胃，胃神经官能症，慢性胃炎和胃下垂等。

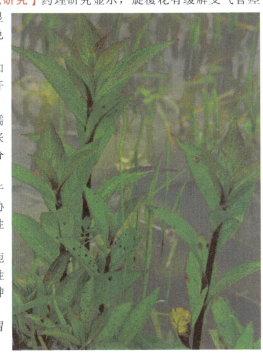

72 马兰

【别名】田边菊，鱼鳅串。

【医籍记载】《日华子本草》："破宿血，养新血，止鼻衄、吐血，合金创，断血痢，解酒疸及诸菌毒；生捣敷蛇咬。"

【来源】菊科植物马兰*Kalimeris indica* (L.) Sch.-Bip.。

【形态特征】多年生草本，高30~70cm。根茎有匍匐枝。茎直立。中部叶互生，倒披针形，基部狭窄，下延成短柄；

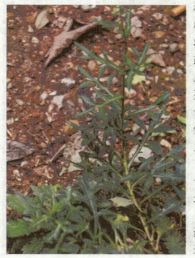

两面近光滑；上部叶椭圆形，无柄，全缘。头状花序单生于枝端排列成疏伞房状，总苞半球形；总苞片2~3层，覆瓦状排列；舌状花一列，蓝紫色；管状花被短毛。瘦果倒卵状长圆形。花期5~9月，果期8~10月。

【生境及分布】生于山坡、田坎、路旁或荒地。我国各地均有分布。

【药用部位及采收】药用嫩茎叶或全草。夏秋季采收，鲜用或晒干备用。

【性能功效】味辛、苦，性寒。解表除湿，消食化积。

【单方验方】1．治风热感冒：马兰、马鞭草、水灯芯各10g，水煎服。2．治痢疾：马兰、刺梨根各15g，水煎服。3．治胃脘疼痛：马兰10g，苦荞头15g，青木香6g，水煎服。4．治食积不化：马兰、隔山消各10g，水煎服。

【药膳】嫩茎叶煮汤、切碎炒鸡蛋，或汆后凉拌食用，或与香豆腐干同拌食用。

【园艺价值】栽种做地被、草坪。7~11月观赏蓝紫色花。

【主要化学成分】全草含乙酸龙脑酯、甲酸龙脑酯等挥发油和酚类，辛酸，倍半萜醇等。

【现代研究】临床上用于治疗消化不良，感冒，流行性感冒，流行性腮腺炎，急性扁桃腺炎，外伤出血，胃、十二指肠溃疡，慢性气管炎以及传染性黄疸型肝炎等。

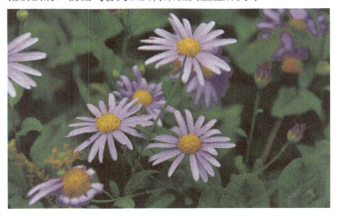

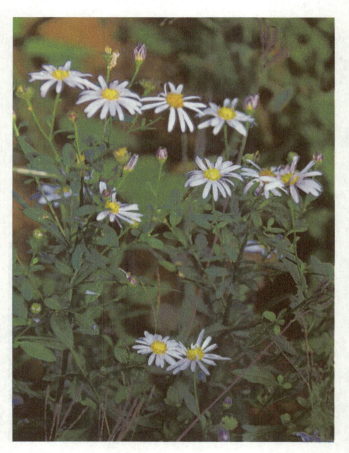

73　千里光

【别名】九里光，千里明。

【医籍记载】《本草图经》："与甘草煮作饮服，退热明目。"

【来源】菊科植物千里光Senecio scandens Buch.-Ham.。

【形态特征】多年生草本，茎木质，细长，高3~5m，曲折成攀援状。叶互生，椭圆状三角形或卵状披针形，先端渐尖，基部戟形至截形，边缘有不规则缺刻，或呈微波状，或近于全缘。头状花序顶生，排列成伞房花序状；周围舌状花黄色，雌性；中央管状花黄色，两性。瘦果圆筒形。

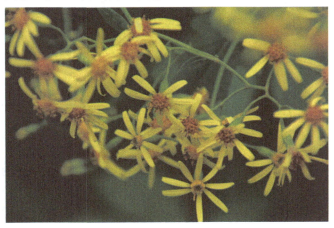

【**生境及分布**】生于路旁及旷野间。适应性较强，耐干旱，耐潮湿，在砂质壤土中生长良好。分布于我国长江以南各地。

【**药用部位及采收**】药用地上部分。9~11月收割全草，晒干备用或鲜用。

【**性能功效**】味苦、辛，性凉。清热解毒，除湿，杀虫。

【**单方验方**】1. 治感冒发热：千里光、蒲公英、银花各10g，水煎服。2. 治湿热泄泻：千里光10g，委陵菜15g，水煎服。3. 治肠痈腹痛：千里光、白花蛇舌草、败酱草各20g，水煎服。4. 治眼目红肿、疼痛：千里光、野菊花各10g，水煎内服又外洗。5. 治湿疹瘙痒：千里光适量，水煎外洗。

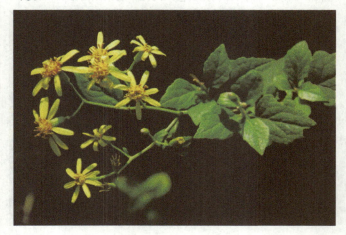

【药膳】鲜嫩茎叶洗净，煮汤，或开水氽后凉拌食用。

【园艺价值】做地栽或切花观赏，观花类。8~11月观金黄色花。

【主要化学成分】全草含氢醌，香荚醛酸，水杨酸，胆碱，对羟基苯乙酸等。

【现代研究】药理研究显示，千里光有广谱抗菌作用，还有抗癌、收缩子宫、强心、镇静和缓解小肠痉挛等作用。临床上用于治疗结合膜炎，沙眼，皮肤瘙痒症，上呼吸道感染和滴虫性阴道炎等。

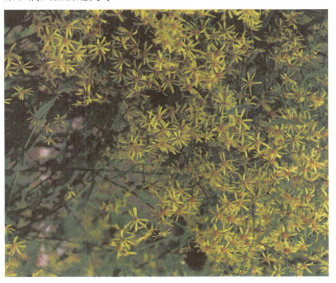

74 豨莶草

【别名】豨莶。

【医籍记载】《本草纲目》："治肝肾风气，四肢麻痹，骨痛脚弱，风湿诸疮。"

【来源】菊科植物豨莶*Siegesbeckia orientallis* L.、腺梗豨莶*Siegesbeckia pubescens* Makino和毛梗豨莶*Siegesbeckia glabrescens* Makino。

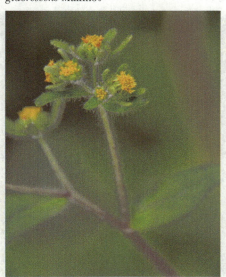

【形态特征】
豨莶：多年生草本，高30~100cm。茎直立，上部分支常成复二歧状，被灰白色短柔毛。叶对生，基部叶花期枯萎；中部叶三角状卵圆形或卵状披针形，先端渐尖，基部阔楔形，边缘有不规则的浅裂或粗齿。头状花序多数集成顶生的圆锥花序；花梗密生短柔毛；总苞阔钟

状，总苞片2层；花黄色。瘦果倒卵状圆形，四棱，先端有灰褐色环状突起。花期4~9月，果期6~11月。

【**生境及分布**】生于山坡、林缘或路旁。喜温暖湿润环境，在富含腐殖质的肥沃黏土、砂质壤土中生长较好，产量高。分布于我国秦岭及以南各地。

【**药用部位及采收**】药用地上部分。夏季开花前或花期均可采收，割取地上部分，晒至半干，放置阴凉通风处，晾干备用。

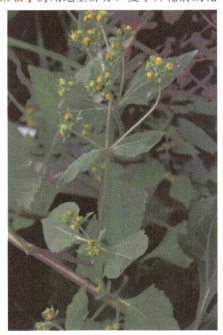

【**性能功效**】味辛、苦，性寒；小毒。祛风除湿，通络，平肝。

【**单方验方**】1．治风湿痹痛：豨莶草、威灵仙、淫羊藿、红藤各20g，泡酒服。2．治脚气浮肿：豨莶草、臭牡丹各10g，水煎内服又外洗。3．治肝阳上亢眩晕：豨莶草、地骨皮各20g，水煎服。4．治疗疮：豨莶草适量，捣烂外敷。5.治蛇咬伤：鲜豨莶草、水慈姑各适量，捣烂外敷。

【**园艺价值**】栽种做地被、草坪。7~11月观赏黄色花或白色花。

【**主要化学成分**】地上部分含豨莶苷，豨莶苷元，生物碱，酚性成分，有机酸，氨基酸，糖类和苦味质等。

【**现代研究**】药理研究显示，豨莶草有明显抗炎，降血压及镇痛，扩张血管，改善微循环，抑制血栓形成等作用。临床上用于治疗高血压病，疟疾，风湿性关节炎，银屑病，神经衰弱及慢性肾炎等。

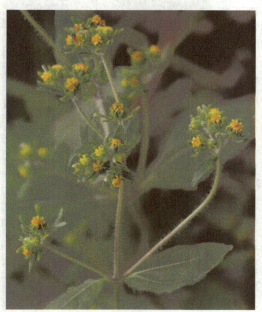

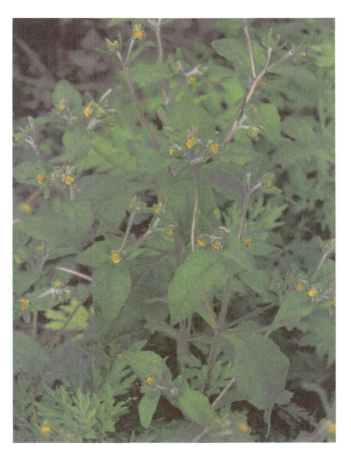

75 黄鹌菜

【别名】黄狗头。

【医籍记载】《广西药植名录》："消肿，止痛，治感冒。"

【来源】菊科植物黄鹌菜 *Youngia japonica* (L.) DC.。

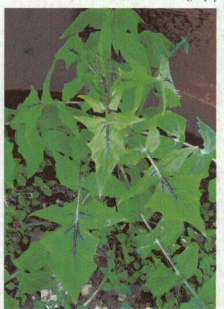

【形态特征】一年或二年生草本。须根肥嫩，白色。茎直立，有乳汁，由基部抽出一至数枝。基生叶丛生，倒披针形，琴状或羽状半裂，顶裂片较侧裂片稍大，侧裂片向下渐小，有深波状齿；茎生叶互生，少数，叶质薄，上面被细柔毛，下面被密细茸毛。头状花序小而窄，具长梗，排列成聚伞状圆锥花丛；总苞无毛；舌状花黄色，花冠先端具5枚齿。瘦果红棕色或褐色，稍扁平。花、果期6~8月。

【生境及分布】生于路旁、溪边、草丛、林内等。分布于我国华东、中南、西南及河北、陕西、台湾、西藏等地。

【药用部位及采收】药用根或全草。春季采收全草，秋季采根，鲜用或切段晒干备用。

【性能功效】味甘、苦，性凉。清热解毒，利尿消肿。

【单方验方】1．治咽干、咽痛：鲜黄鹌菜30g，捣烂取汁调蜜服。2．治乳痈肿痛：鲜黄鹌菜30~60g，水煎，酌加酒服；或全草捣烂加热外敷患处。3．治痈疖肿痛：鲜黄鹌菜适量，黄土、食盐各少许，捣烂敷患处。4．治跌打损伤：鲜黄鹌菜全草30g，酒水各半煎，去渣，每日2次服。

【园艺价值】栽种做地被、草坪。6~8月观赏金黄色花。

【现代研究】临床上黄鹌菜用于治疗感冒，咽痛，急性结合膜炎，乳腺炎，毒蛇咬伤，痢疾，肝硬化腹水，急性肾炎，血尿，风湿性关节炎和跌打损伤等。

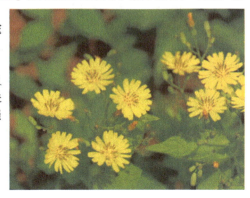

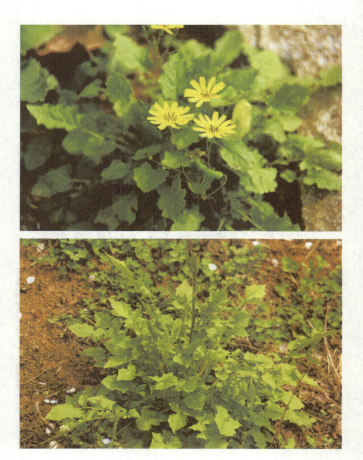

76 白 及

【别名】白芨，白鸡。

【医籍记载】《本经》："主痈肿恶疮败疽，伤阴死肌，胃中邪气。"

【来源】兰科植物白及*Bletilla striata* (Thunb.) Reichb.f.或黄花白及*Bletilla ochracea* Schltr.。

【形态特征】多年生草本，高15~70cm。块茎三角状扁球形，肉质，肥厚，富黏性。茎直立。叶3~5片互生，叶片带状披针形，先端渐尖，基部下延成长鞘状抱茎，全缘。总状花序顶生；花3~8朵，紫红色或淡黄色；萼片和花瓣近等长，狭长圆形；唇瓣倒卵形，上部3裂，中裂片边缘有波状齿，先端内凹，中央具5条褶片；雄蕊与雌蕊合为蕊柱，两侧有窄翅，柱头先端着

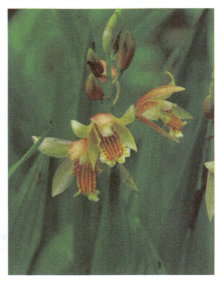

生1枚雄蕊，含花药块4对；子房下位，圆柱形，扭曲。蒴果圆柱形，两端稍尖，具6条纵肋。花期4~5月，果期7~9月。

【生境及分布】生于山野、山谷较潮湿处。喜温暖湿润气候，不耐寒，在疏松肥沃、排水良好、较为阴湿的砂壤土、夹砂土或腐殖土中生长较好。分布于我国华东、中南及四川、云南、贵州、河北、陕西、山西、甘肃和台湾等地。

【药用部位及采收】药用根茎。9~10月采挖，将根茎浸

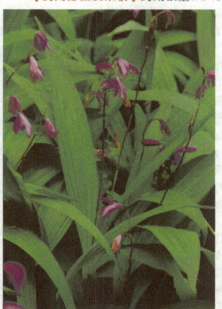

于水中1小时左右，洗净泥土，除去须根，经蒸煮至内面无白心时取出，晒或烘至表面干硬不黏结，硫黄熏一夜，再晒干或炕干，备用。

【性能功效】味甘、涩、苦，性微寒。收敛止血，消肿生肌。

【单方验方】1.治肺痨咳嗽：白及12g，单用或配三七6g，共研为末，温开水送服，每次3g，每日2次。2. 治疗

病：白及、苦参各等量研末，外敷患处。3．治吐血，便血：白及研粉，以糯米汤调服；或配地榆等量，研末，每次3g，每日服2~3次。4．治冻疮、皮肤皲裂：白及配白糖（2∶3）混匀，患处分别用3％双氧水、生理盐水洗净后，涂搽。

【园艺价值】做地栽、盆栽、假山或盆景观赏。6~9月观紫红色或黄色花。

【主要化学成分】根茎含白及胶（为黏液质），挥发油，白及甘露聚醇，淀粉和葡萄糖等。

【现代研究】药理研究显示，白及有止血，促进肉芽生长及创面愈合，抑制人型结核杆菌和对抗百日咳杆菌内毒素等作用。临床上用于治疗胃及十二指肠溃疡出血，支气管扩张咯血，肺结核咯血，小儿淋巴结结核和烫伤等。

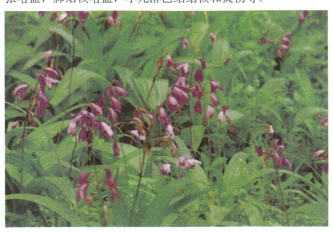

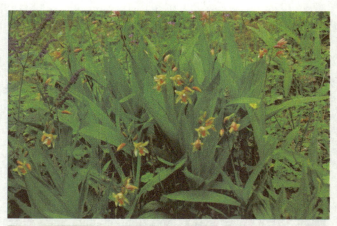

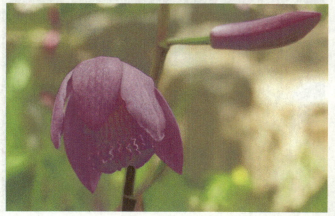

77　果上叶

【别名】小果上叶，石串莲。

【医籍记载】《我国中草药汇编》："润肺化痰，舒筋活络，消炎。"

【来源】兰科植物密花石豆兰*Bulbophyllum odoratissimum* (J.E.Smith) Lindl.。

【形态特征】附生植物。根茎纤细。假鳞茎近圆柱形，基部生多数须根，顶生1片叶，近无叶柄。叶片革质，厚而脆，狭长卵形，先端微凹，基部楔形，全缘，中脉明显。花葶1~2支，生于假鳞茎基部，直立，通常高出叶，被有3~4枚

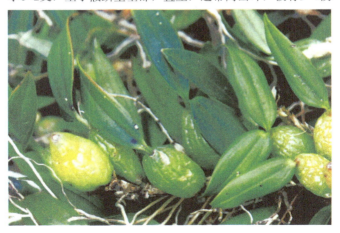

鞘。总苞花序顶生，密集10朵花以上呈伞状球形；花小，黄色，极芳香；萼片披针形；花瓣卵圆形，边缘具细锯齿；合蕊柱齿牙齿状。蒴果卵形。

【生境及分布】附生于山林树上或山沟岩石上。分布于福建、广东、广西、四川、云南、贵州和西藏等地。

【药用部位及采收】药用全草。全年可采，洗净，鲜用或蒸后晒干备用。

【性能功效】味甘、淡，性平。润肺化痰，通络止痛。

【单方验方】1．治疝气肿痛：果上叶9g，小楠木香6g，姜味草3g，红糖水煎服。2．治肺痨咳嗽、咯血：果上叶、小白及各30g，七星草15g，水煎，兑红糖服。3．治骨折：果上叶干粉，加酒适量调成糊状外敷伤处。

【园艺价值】做地栽、盆栽、假山或盆景点观赏。

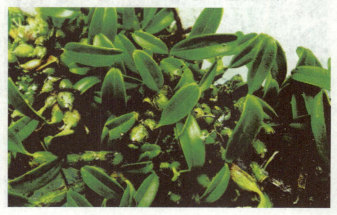

【主要化学成分】全草含石豆兰菲醌，白杨素和短叶松黄烷酮等。

【现代研究】临床上果上叶用于治疗肺结核咯血，慢性支气管炎，慢性咽炎，骨折，跌打损伤，风湿病筋骨疼痛等。

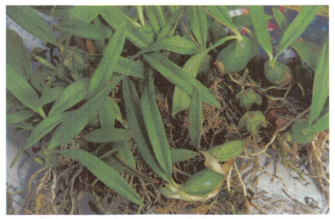

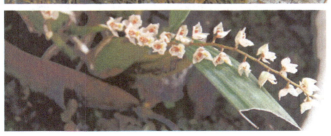

78 独蒜兰

【别名】山慈姑，冰球子。

【医籍记载】《本草拾遗》："主痈肿疮瘘，瘰疬结核等，醋磨敷之。"

【来源】兰科植物独蒜兰*Pleioine bulbocodioides* (Franch.) Rolfe。

【形态特征】多年生草本，高20~30cm。假球茎白色，透明似冰，故名"冰球子"。叶单片，花后自根茎生出，长披针形，先端尖，基部抱茎，全缘。花茎根出，单花顶生，

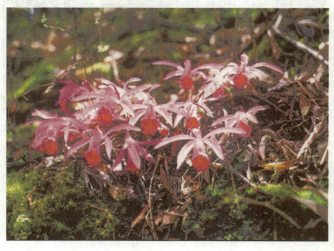

桃红色；苞片长圆形；萼片近直立，披针形；花瓣近线形；子房下位，细瘦。蒴果长圆形，直立。

【**生境及分布**】生于山沟岩石上。分布于我国西南地区。

【**药用部位及采收**】药用假球茎。秋季采收，洗净，通风处晾干、或晒干备用。

【**性能功效**】味甘，性寒。清热解毒，消肿散结。

【**单方验方**】1. 治风热外感咳嗽：独蒜兰、吉祥草各20g，水煎服。2. 治疮痈肿痛：独蒜兰鲜茎适量，捣烂调鸡蛋清外敷。3. 治肺痨咳嗽：独蒜兰、地瓜藤各20g，炖猪肉吃。4. 治百日咳：独蒜兰烘干研末，每次3g，蜂蜜水冲服。

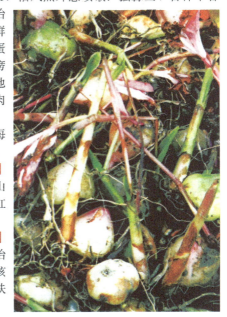

【**园艺价值**】做地栽、盆栽、假山或盆景观赏。观桃红色花。

【**现代研究**】临床上独蒜兰用于治疗感冒咳嗽，肺结核咳嗽，百日咳和皮肤痈疖疼痛等。

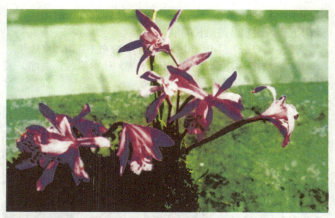

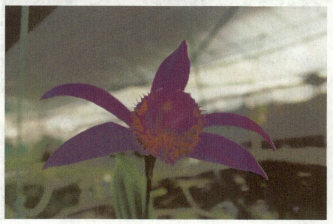

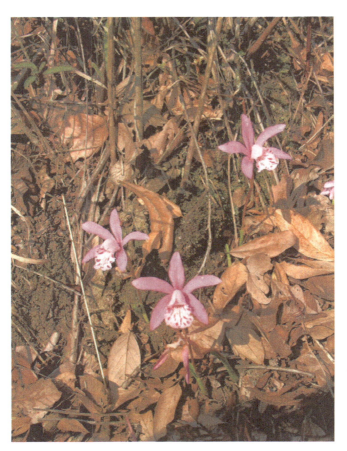

79 石 斛

【别名】林兰，石莲。

【医籍记载】《本经》："主伤中，除痹，下气，补五脏虚劳羸瘦，强阴，久服厚肠胃。"

【来源】兰科植物环草石斛 *Dendrobium loddigessi* Rolf.

【形态特征】多年生附生草本。茎圆柱形，稍扁丛生，直立，不分支，具多节。叶近革质，常3~5片生于茎上端；叶片长圆形或长圆状披针形；无叶柄。总状花序自茎节生出；苞片卵形，膜质；花大，下垂；花萼及花瓣白色，末端呈淡红色；萼片3片；雄蕊圆锥状，花药2室，花药4块，蜡质。蒴果。花期5~6月，果期7~8月。

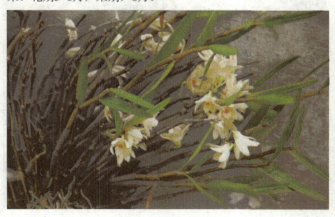

【生境及分布】生于海拔600~1700m的高山岩石上或林中树干上。喜温暖湿润气候和半阴半阳的环境，不耐寒。分布于贵州、四川、云南、湖北、广西、台湾等地。

【药用部位及采收】药用地上茎。栽后2~3年即可采收，全年可采，鲜用者，除去须根及杂质，另行保存；干用者，去根洗净，搓去薄膜状叶鞘，晒干或烘干备用。

【性能功效】味甘、淡，性微寒。益胃生津，滋阴清热，明目，强腰。

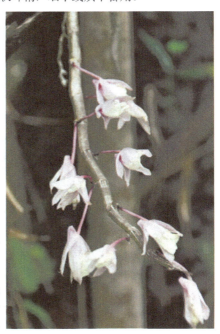

【单方验方】
1．治发烧口渴：鲜石斛、山药各10g，鲜芦根20g，水煎服。2．治跌打损伤肿痛：石斛、见血飞、矮陀陀、大血藤各10g，泡酒1000ml，每次服20ml。3．治雀目、夜盲：石斛、淫羊藿各30g，苍术15g（米泔水浸），共捣研为细末，每次

服6g，空腹用开水调服，每日3次。

【药膳】干品，清水洗净后炖肉、炖鸡食用；亦可配作火锅底料。

【园艺价值】做原生景、盆栽、假山栽植观赏。4~6月观白色带淡红色花。

【主要化学成分】茎含生物碱，酚类物质，挥发油，β-谷甾醇，葡萄糖苷，多糖和氨基酸等。

【现代研究】药理研究显示，石斛有抑制心脏，降低心肌收缩力，降低血压和抑制呼吸，抗衰老和扩张血管等作用。临床上用于治疗慢性咽炎，关节炎，急性传染病恢复期低热和半乳糖性白内障等。

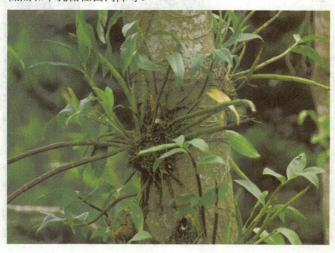

80 天　麻

【别名】赤箭，鬼督邮，定风草。

【医籍记载】《本草纲目》引李东垣："其用有四，疗大人风热头痛，小儿风痫惊悸，诸风痹不仁，风热语言不遂。"

【来源】兰科植物天麻 *Gastrodia elata* Bl.。

【形态特征】多年生寄生草本，高60~100cm。块茎椭圆形或卵圆形，横生，肉质，长约10cm，横径3~4.5cm。茎圆柱形，黄褐色，节上具鞘状鳞片。总状花序顶生，长10~30cm，花苞片披针形，花淡绿黄色或肉黄色；唇瓣白色，3裂，中裂片舌状，上部反曲；子房倒卵形，子房柄扭转。种子多而细

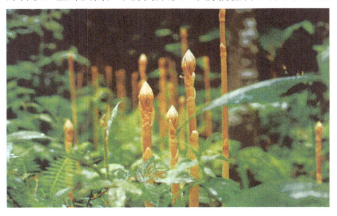

小。花期6~7月，果期7~8月。

【**生境及分布**】生于海拔1200~1800m的林下阴湿、腐殖质较厚的地方。喜凉爽湿润气候，怕冻、怕旱、怕高温，忌积水；以腐殖质丰富、疏松肥沃、土壤pH值5.5左右、排水良好的砂质壤土栽培为宜。贵州各地均产，现多为人工栽种。我国自西南及东北有分布。

【**药用部位及采收**】药用块茎。冬栽的第二年冬季或第三年春季采挖，采后趁鲜除去泥沙，大小分级，水煮，以透心为度，取出用硫黄熏20~30分钟，文火烘烤，至7~8成干时，取出用手压扁，继续烘干，备用。

【**性能功效**】味甘，性平。息风止痉，平肝，定惊，祛风通络。

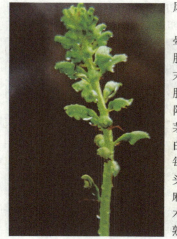

【**单方验方**】1．治头晕，头痛：天麻15g，水煎服；或天麻15g，川芎60g，研末，炼蜜为丸，每丸5g，饭后服1丸，每日1～2次。2．治肝阳上亢眩晕：夏枯草50g，白茅根25g，天麻5g；夏枯草、白茅根煎汤，天麻研成粉末，每日3次以药汤送服。3．治头痛久不愈：板蓝根15g，天麻9g，蔓荆子13g，川芎9g，木贼9g，黑大豆30g（炒半熟），共研细末，每次服9g，用水冲服，每日2次。

【药膳】鲜块茎或干品均可炖鸡、炖肉食用，或泡酒饮服。

【园艺价值】做地栽、盆栽观赏。6~7月开花期观红色或黄红色花茎。

【主要化学成分】块茎含天麻素，天麻醚苷，香荚兰醇，香荚兰醛，β-谷甾醇，胡萝卜苷，柠檬酸，蔗糖，维生素A类物质以及生物碱，黏液质，天麻多糖等。

【现代研究】药理研究显示，天麻有镇静、抗惊厥、镇痛等作用，能减慢心率，抗心肌缺血，抗心律失常，扩张血管，降低外周血管和冠状血管阻力，增强机体的免疫功能，抗炎，还有耐疲劳和延缓衰老等作用。临床上用于治疗癫痫，脑外伤综合征，面部痉挛，神经衰弱和抑郁性精神病等。

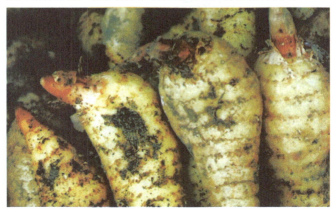

81　斑叶兰

【别名】九层盖，小叶青。

【医籍记载】《贵州民间草药》："根可补虚，叶可止痛。治骨节疼痛，肾气虚弱。"

【来源】兰科植物大斑叶兰*Goodyera schlechtendaliana* Reichb.f.。

【形态特征】多年生草本，高15~35cm。根状茎伸长，匍匐，具节。茎直立，绿色。叶片卵形或卵状披针形，上面绿色，具白色不规则的点状斑纹，背面淡绿色。花茎直立，具3~5枚鞘状苞片；总状花序具几朵至20余朵疏生近偏向一侧

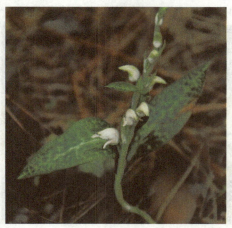

的花；花白色或带粉红色，半张开；萼片背面被柔毛，具1条脉，中萼片狭椭圆状披针形，舟状，先端急尖，与花瓣黏合呈兜状；侧萼片卵状披针形；花瓣菱状倒披针形；唇瓣卵形，前部舌状，略向下弯；蕊柱

短；花药卵形，渐尖；花粉团长约3mm；蕊喙直立，叉状2裂；柱头1枚。花期8~10月。

【生境及分布】生于海拔500~2800m的山坡或沟谷阔叶林下。分布于我国大部分地区。

【药用部位及采收】药用全草。夏秋季采收，洗净，晒干备用或鲜用。

【性能功效】味甘，性寒。清热解毒，补虚润燥。

【单方验方】1．治咳嗽、咯血：斑叶兰、大毛香各20g，岩白菜30g，水煎服。2．治自汗、盗汗：斑叶兰20g，鸦葱、黑根各10g，水煎服。3．治小儿高热：斑叶兰、青蒿、苦竹芯各10g，水煎服。4．治虫蛇咬伤：斑叶兰鲜品适量，捣烂外敷。

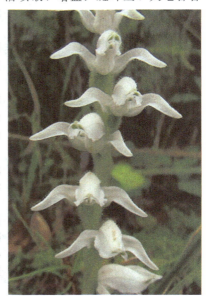

【园艺价值】做地栽、盆栽、假山或盆景点缀观赏。观叶和花。

【现代研究】临床上斑叶兰用于治疗感冒咳嗽，体虚汗出，小儿感冒发热和虫蛇咬伤等。

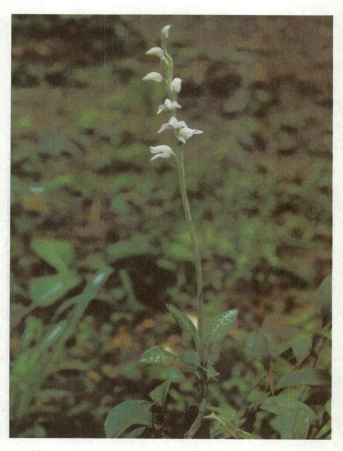

82 盘龙参

【别名】米洋参，绶草。

【医籍记载】《天宝本草》："添精壮阳。治头晕、腰疼酸软。"

【来源】兰科植物绶草*Spiranthes sinensis* (Pers.) Ames。

【形态特征】多年生草本。有簇生粗厚的纤维根。叶片数枚生于基部，线形，基部微抱茎，上部叶片退化为鞘状苞片。穗状花序旋扭状，花序密生腺毛；花白色或粉红色，生于花轴的一侧。蒴果。花期4~5月。

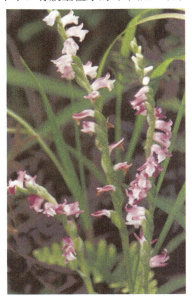

【生境及分布】生于山坡、草地、路边或沟边草丛中。我国各地均有分布。

【药用部位及采收】药用全草或根。夏秋季采收，鲜用或晒干备用。

【性能功效】味甘，性平。益气生津，滋阴凉血。

【单方验方】1．治病后体虚食少无力：盘龙参、一朵云各100g，炖肉吃。2．治消渴多饮：盘龙参、银叶委陵菜、夜关门根各30g，水煎服。3．治神经衰弱失眠：盘龙参、山枝茶、地石榴各50g，泡酒服。4．治咽喉热肿：盘龙参、瓜子金、臭山羊各20g，水煎慢咽。5．治蛇咬伤：盘龙参、一枝黄花各适量，捣烂外敷。

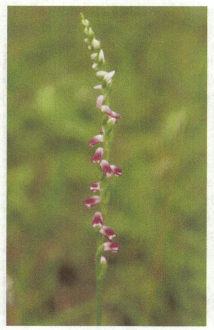

【园艺价值】做地栽、盆栽观赏。5~8月观紫红色或白色花。

【主要化学成分】根含盘龙参酚，盘龙参新酚，盘龙参醌，阿魏酸酯成分以及豆甾醇、β-谷甾醇等。

【现代研究】临床上盘龙参用于治疗久病年老体质虚弱，眩晕，肺结核久咳，神经衰弱，急性咽喉炎和蛇咬伤等。

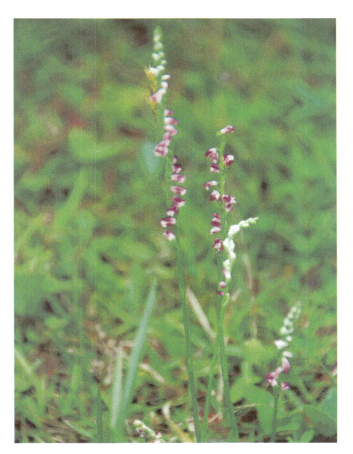

83 芒萁

【别名】铁郎鸡，狼萁草。

【医籍记载】《陆川本草》："止血，生肌，行气。"

【来源】里白科植物铁芒萁*Dicranopteris dicjotoma* (Thunb.) Bernh.。

【形态特征】多年生草本，直立或蔓生，高30~60cm。根茎细长而横走，棕褐色，被棕色鳞片。叶远生，叶柄棕褐色；叶片重复假两歧分叉，分叉顶端有托叶状小羽片1对，羽片披针形或宽披针形，先端渐尖，羽状深裂，裂片35~50对，线形；叶下面白色，与羽轴、裂片均被棕色鳞毛；孢子囊群

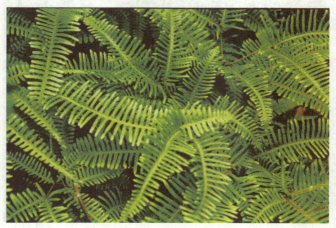

着生于细脉中段，圆形。

【生境及分布】生于向阳山坡、疏林下或山野向阳地的酸性土壤上。分布于我国长江以南地区。

【药用部位及采收】药用根、叶。全年可采，洗净，去须根及叶柄，将根茎与叶分开，晒干备用或鲜用。

【性能功效】味甘，性平。止咳，接骨，清热利尿，解毒消肿。

【单方验方】1．治久病咳嗽：芒萁10g，一朵云15g，水煎服。2．治跌打损伤：芒萁、四块瓦、万年青、大血藤各15g，泡酒服。3．治跌打骨折：芒萁、果上叶各等量，捣烂外包患处。4．治带下多：芒萁、蛇倒退各20g，水煎服。

【园艺价值】做地栽、地被观赏，观叶类。

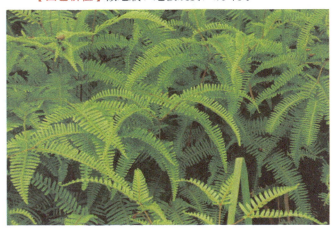

【主要化学成分】全草含原儿茶酸，莽草酸阿福豆苷和槲皮苷等。

【现代研究】临床上芒萁用于治疗慢性支气管炎咳嗽痰多，带下病，跌打损伤、骨折等。

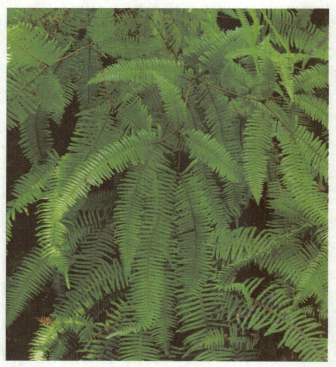

84　小贯众

【别名】公鸡头，鸡头枣。

【医籍记载】《贵州草药》："清热解毒，凉血祛瘀。治劳伤咳嗽。胸胁痛，头晕心悸，漆疮，痔疮出血。"

【来源】鳞毛蕨科植物贯众*Cyrtomium fortunei* J.Smith。

【形态特征】多年生草本，高30~80cm。根茎短，直立或倾斜，密被大型褐色鳞片。叶柄丛生，密被鳞片，长15~30cm，叶片矩圆形，单数羽状复叶，顶片三叉状，羽片10~20对，互生，小叶片镰刀形，先端渐尖，基部圆形，边缘具细锯齿。孢子囊群圆形，散生于小叶背面，囊群盖大型，盾状，边缘膜质，褐色。

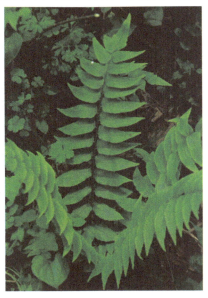

【生境及分布】生于水沟边、路旁、岩石上及阴湿处。分布于陕西南部以及华

南、西南各地。

　　【药用部位及采收】药用根茎。全年可采，全株拔起，清除地上部分及须根，充分晒干，备用。

　　【性能功效】味苦、涩，性微寒。清热解毒，凉血祛瘀，驱虫。

　　【单方验方】1．治疝气偏坠：小贯众根9~15g，水煎服。2．治赤痢：小贯众24g，槐花12g，地榆12g，水煎服。3．治血崩：小贯众根3g，醋炒，水煎服。4．治痔疮出血：小贯众根茎30g，炖猪大肠吃。5．预防流感：小贯众15g，野

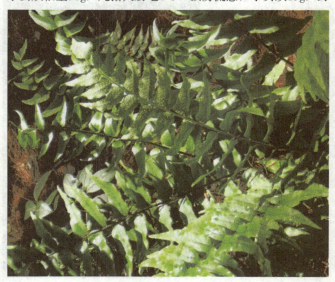

菊花9g，大青叶15g，水煎服。

【园艺价值】做地栽、地被观赏，观叶类。

【主要化学成分】根茎含贯众苷，冷蕨苷，紫云英苷，异槲皮苷和东北贯众素等。

【现代研究】药理研究显示，小贯众有驱猪蛔虫，止血，增强子宫收缩等作用；还有镇静、催眠、收涩等作用。临床上用于治疗感冒发热，流行性感冒，流行性腮腺炎，痔疮出血，细菌性痢疾，蛔虫病和崩漏等。

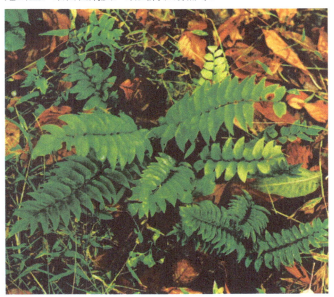

85 乌韭

【别名】乌蕨,大叶金花草。

【医籍记载】《我国中草药汇编》:"治食物中毒,农药中毒。"

【来源】鳞始蕨科植物乌蕨*Stenoloma chusana* (L.) Ching。

【形态特征】多年生草本。根茎短,横走。叶对生,有光泽;叶片长圆状披针形,3回羽状深裂,羽片10~15对;2回羽片6~10对,羽片近卵形。孢子囊群小,生于裂片先端的小脉先端,每裂片1~2枚,囊群盖厚纸质。

【生境及分布】生于林下或灌丛中湿地。广布于我国长江以南各地至西北地区。

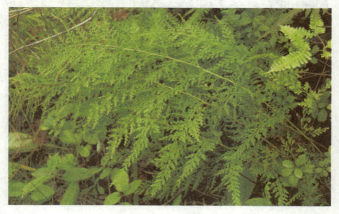

【药用部位及采收】药用全草。夏秋季挖取带根茎的全草，去杂质，洗净，鲜用或晒干备用。

【性能功效】味微苦，性寒。清热解毒，利湿，止血。

【单方验方】1．治湿热泻痢：乌韭、水蜈蚣各30~50g，水煎服。2．治湿热黄疸：乌韭、凤尾草、水葵花根各20g，水煎服。3．治吐血：乌韭20g，反背红30g，水煎服。4．治乳痈肿痛：鲜乌韭适量，捣烂外敷。5．治烧烫伤：乌韭适量，研末调油，外搽伤处。

【园艺价值】做地栽、地被观赏。观叶类。

【主要化学成分】叶含牡荆素，丁香酸，山柰酚，原儿茶醛和原儿茶酸等。

【现代研究】药理研究显示，乌韭有抑制金黄色葡萄球菌、痢疾杆菌、绿脓杆菌、伤寒杆菌等的作用。临床上用于治疗感冒

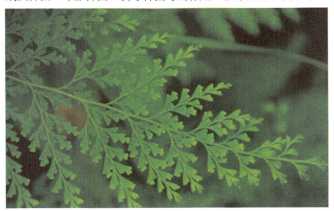

咳嗽，黄疸型肝炎，扁桃腺炎，流行性腮腺炎和烧烫伤等。

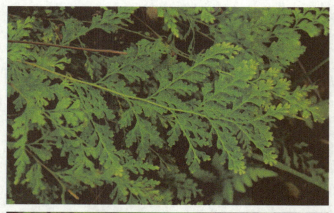

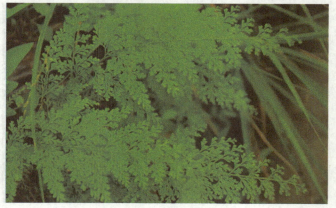

86 水 蓼

【别名】蓼实，蔷，柳蓼。

【医籍记载】《本经》：（果实）"主明目，温中，散风寒，下水气，面目浮肿，痈疡。"《名医别录》：（地上部分）"蓼叶，归舌，除大小肠邪气，利中益志。"

【来源】蓼科植物水蓼*Polygonum hydropiper* L.。

【形态特征】一年生草本，高20~80cm，有辣味，茎直立，有的下部倾斜或伏地，多分支，无毛，红褐色，节部膨大，基部节上常生须根。叶互生，叶片披针形或椭圆状披针形，两面有黑棕色腺点；托叶鞘筒状，膜质。花序穗状，腋生或顶生，花疏生，白色或淡红色，5深裂，雄蕊6枚。瘦果卵形，有3条棱。

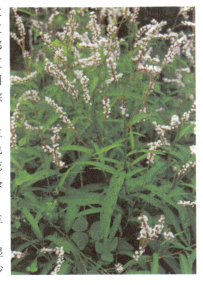

【生境及分布】生于低山、平坝、田野、水边或山谷半阴的潮湿地。在肥沃的黏土和砂

土中生长良好。分布于我国多数地区。

【**药用部位及采收**】药用地上部分（水蓼）或果实。果实：秋季果实成熟时采收，除去杂质，阴干备用。地上部分：播种当年的7~8月开花期，拔起地上部分，铺地晒干备用或鲜用。

【**性能功效**】果实：味辛，性温。化湿利水，破瘀散结，解毒。地上部分：味辛、苦，性平。行滞化湿，散瘀止血，解毒消肿，祛风止痒。

【**单方验方**】果实：1. 治脚气肿：水蓼果实、水蜡烛各适量，渍脚。2. 治霍乱烦渴：水蓼果实30g，香豉60g，每次服6g，水煎服。3. 治瘰疬：水蓼果实微炒，研为细末，薄酒6~9g送服，久则效，效则已（《本草衍义》）。

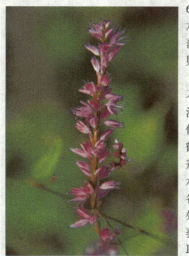

地上部分：1. 治月经不调：水蓼30g，当归15g，泡酒服。2. 治热毒脓血便：水蓼、白花蛇舌草、仙鹤草各15g，水煎服，每日1剂。3. 治风湿关节痛：鲜水蓼、香樟树皮、火炭母叶各适量，捣烂取渣，外包痛处。4. 治湿疹瘙痒：鲜水蓼、鲜丝瓜叶各适量，捣烂取汁外搽患处。

【药膳】鲜嫩茎叶洗净，开水汆后凉拌，炒或入火锅烫后食用。

【园艺价值】做地栽、地被观赏，观花类。7~10月观淡红色或白色花。

【主要化学成分】地上部分含蓼黄素，蓼黄素-7-甲醚，芦丁，金丝桃苷，槲皮黄苷，蓼醛，异蓼醛，挥发油，β-谷甾醇-葡萄糖苷，维生素K，蒽醌及衍生物等。

【现代研究】药理研究显示，水蓼有明显抗炎，收缩子宫，抗着床，加速血液凝固，降低血压，抑制金黄色葡萄球菌、福氏痢疾杆菌、伤寒杆菌等作用。临床上用于治疗阿米巴痢疾，脚癣，湿疹，过敏性皮炎，风湿病关节肿痛，月经不调和急性胃肠炎等。

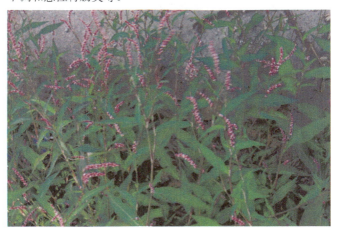

87 月见草

【别名】夜来香。

【医籍记载】《长白山药物志》："强筋骨，祛风湿。"

【来源】柳叶菜科植物月见草 *Oenothera biennis* L.。

【形态特征】二年生草本，高达1m。根粗壮，肉质。茎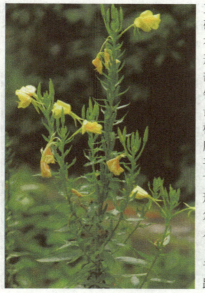直立，粗壮，疏生白色硬毛。基生叶莲座状，有长柄，叶片倒披针形，密生白色伏毛；下部茎生叶有柄，叶片披针形，边缘有稀疏浅牙齿；上部叶渐小，无叶柄。花单生于茎上部叶腋，花瓣2瓣，黄色，平展；雄蕊8枚；子房下位，4室。蒴果长圆形，4瓣裂。种子有棱角，紫褐色。花期6~7月，果期7~8月。

【生境及分布】生于向阳山坡、荒草地及路边、河岸，有栽种。

适应性强，耐旱、耐寒，在排水良好、疏松的中性、微碱或微酸性土壤中均能生长。分布于我国多数地区。

【**药用部位及采收**】药用根。秋季采挖根部，洗净泥土，晒干备用。

【**性能功效**】味甘，性温。强筋壮骨，祛风除湿。

【**单方验方**】1．治风湿痹痛：月见草30g，铁筷子15g，泡酒服，每日2次，每次15ml。2．治跌打损伤筋骨疼痛：月见草、散血草、透骨消、大马蹄、巴岩姜各15g，水煎服。

【**园艺价值**】做地栽花木观赏，观花类。6~7月观黄色花。

【**主要化学成分**】种子含月桂酸，肉豆蔻酸，棕榈酸，硬脂酸，花生酸和辛酸等。

【**现代研究**】药理研究显示，月见草种子有降血清总胆固醇、低密度脂蛋白胆固醇、极低密度脂蛋白胆固醇的作用，有防止血脂沉积和抑制血小板聚集等作用。临床上用其制剂治疗高脂血症，动脉粥样硬化，冠心病和糖尿病等。

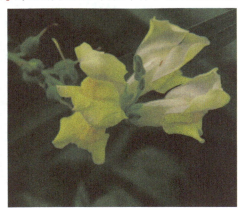

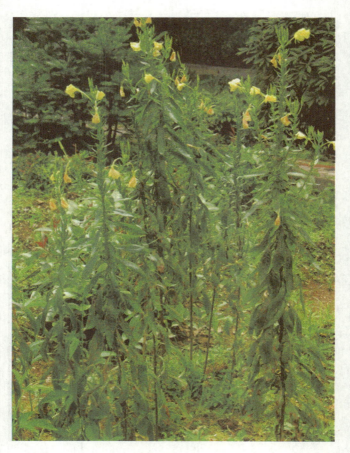

88 花 锚

【别名】黑及草。

【医籍记载】《内蒙古中草药》："清热解毒，凉血止血。"

【来源】龙胆科植物花锚*Helenia corniculata* (L.) Cornaz.、椭圆叶花锚*Halenia elliptica* D.Don。

【形态特征】花锚：一年生草本，高20~70cm。茎直立，四棱形。叶对生，椭圆状披针形，先端尖，基部楔形，主脉3条；有短柄。聚伞花序腋生或顶生；花萼4裂，裂片披

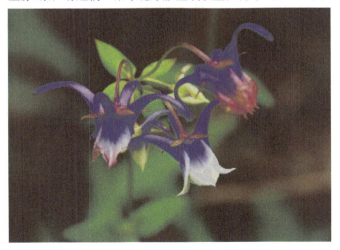

针形；花冠钟状，淡黄色，4深裂达中部以下，裂片延伸成一长距，形似船锚；雄蕊4枚，花药"丁"字形着生；子房1室，纺锤形，柱头2裂。蒴果卵形或长圆形，先端2瓣开裂。种子多数，褐色。

椭圆叶花锚：二年生草本，高20~50cm。茎直立，近四棱形，少分支。基生叶椭圆形，长2~3cm，宽5~15mm，全缘，具宽扁的柄；茎生叶对生，抱茎，叶片长椭圆形或卵状披针形，长2~7cm，宽0.5~3.5cm，先端钝或急尖，基部圆形或阔楔形，全缘。聚伞花序顶生或腋生；花冠蓝色或紫色，4裂，裂片基部有窝孔，延伸成一长距；雄蕊4枚，着生于花冠近基部。蒴果宽卵形，长约1cm，分裂达基部。种子褐色。花、果期7~9月。

【生境及分布】

花锚生于200~1700m的林下、林缘、山沟或水边湿草地，有栽培。分布于我国西南经中部至东北部多数地区。椭圆叶花锚生于海拔700~4000m的山坡草地、灌丛中及山谷水沟边。分布于我国西北、西南及辽宁、内蒙古、山西、湖北、湖南等地。

【药用部位及采收】药用全草。春夏季采收，除去杂质，洗净，鲜用或晒干备用。

【性能功效】味苦，性寒。清热解毒，凉血止血。

【单方验方】1．治湿热黄疸：花锚15g，甘草、石榴各12g，茜草、枇杷叶、紫草各9g，共为细末，每次服2~3g，白糖水送服。2．治外伤感染发热：花锚、连翘、扁豆花、山楂、滑石、瞿麦、黄刺玫瑰花各等量，共为细末，每次3~4.5g，水煎温服。3．治湿热黄疸胁痛：花锚30g，虎杖20g，崩大碗15g，水煎服。4．治风热头痛：花锚30g，炖肉吃。5．治中暑腹痛：花锚15g，水煎服。

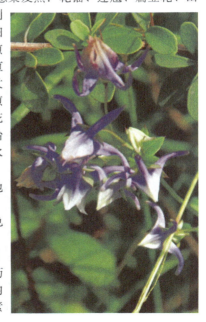

【园艺价值】做地栽、盆栽或切花观赏，观花类。7~10月观紫色或淡黄白色花。

【主要化学成分】花锚含当药苦苷，当药苷，马钱子苷半缩醛内酯，芹菜素和木樨草素等。椭圆叶花锚含花锚苷，去甲氧基花锚苷，齐墩果酸和谷甾醇-β-D-葡萄糖苷等。

【现代研究】药理研究显示，椭圆叶花锚有减轻肝脂肪变性，提高吞噬细胞功能等作用。临床上用于治疗感冒，麻疹，流行性感冒，中暑口渴、烦热，急性胆囊炎，急性黄疸型肝炎，肾炎水肿和龋齿牙痛等。

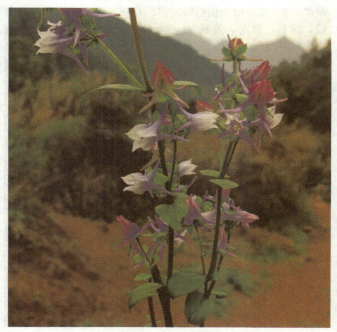

89 莕 菜

【别名】荇菜，凫葵。

【医籍记载】《新修本草》："主消渴，去热淋，利小便。"

【来源】龙胆科植物莕菜*Nymphoides peltatum* (Gmel.) O. Kuntze。

【形态特征】多年生水生草本。茎圆柱形，多分支，沉于水中，节上生不定根。上部叶对生，下部叶互生，叶浮于水面，近革质；叶片卵状圆形；基部心形，全缘或边缘呈

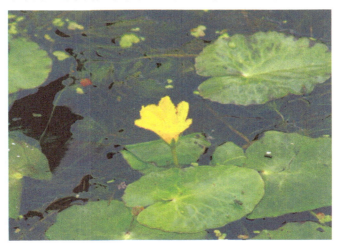

波状，有不明显的掌状脉。花黄色，簇生于叶腋，呈伞形花序，有柄；萼片5片；花瓣5瓣；雄蕊5枚；子房1室。蒴果椭圆形。种子褐色。花期4~8月，果期6~10月。

【生境及分布】生于海拔60~1800m的池塘和水流动不明显的河溪中。分布于我国多数温暖地区。

【药用部位及采收】药用全草。夏秋季采收，鲜用或晒干备用。

【性能功效】味辛、甘，性寒。清热解毒，利尿消肿，发汗透疹。

【单方验方】1．治感冒发热无汗：莕菜、防风、苏叶各10g，水煎服。2．治荨麻疹：莕菜10g，苦参6g，水煎服。3．治水肿，小便不利：莕菜10g，冬瓜皮30g，水煎服。4．治

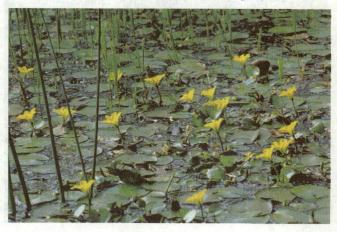

麻疹透发不畅：莕菜、牛蒡子各10g，水煎服。

【园艺价值】栽于池塘等水域中观赏，观花类。4~8月观黄色花。

【主要化学成分】叶含芸香苷，槲皮素-3-β-巢菜糖苷等；全株含熊果酸，槲皮素，白桦树脂和齐墩果酸等。

【现代研究】临床上莕菜用于治疗感冒发热，水肿，泌尿道感染小便淋痛，麻疹，疮疡肿痛，蛇咬伤和过敏性皮炎等。

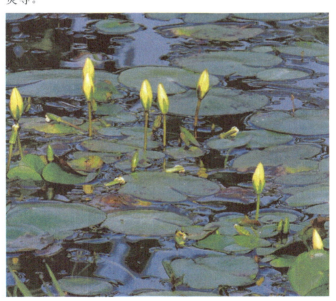

90　獐牙菜

【别名】方茎牙痛草，大车前，凉荞。

【医籍记载】《我国中草药汇编》："清热解毒，疏肝利胆。"

【来源】龙胆科植物双点獐牙菜 *Swertia bimaculata* (Sieb. et Zucc.) Hook. f. et Thoms. ex C. B. charke。

【形态特征】一年生直立草本，高30~140cm。茎圆柱

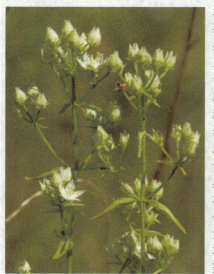

形，中部以上分支。茎生叶对生，无柄或具短柄，叶片椭圆形至卵状披针形，先端长渐尖，基部钝，叶脉弧形，在背面突起。大型的圆锥状复聚伞花序，疏松而开展，花多数；花萼绿色；花冠黄色，上部具多数紫色小斑点；花5裂，裂片中部有两个黄绿色、半圆形的大腺斑；雄蕊5枚，花药线形；子房披针形。蒴果狭卵形，无

柄。种子圆形，黑色，表面具瘤状突起。花、果期6~11月。

【**生境及分布**】生于河滩、山坡草地。分布于我国华东、中南、西南和河北、山西、陕西、甘肃等地。

【**药用部位及采收**】药用全草。夏秋季采收，洗净，鲜用或晾干备用。

【**性能功效**】味苦、辛，性寒。清热解毒，利湿，疏肝利胆。

【**单方验方**】1．治消化不良：獐牙菜研末，每次1.5g，温开水送服，每日2次。2．治感冒：獐牙菜30g，水煎服。3．治湿热黄疸：獐牙菜、凤尾草各12g，水煎服。4．治牙龈肿痛：獐牙菜9g，水煎液含漱。

【**园艺价值**】做地栽、草坪观赏，观花类。6~9月观淡黄绿色花。

【**主要化学成分**】全草含当药苦苷，当药苷，异牡荆素和异荭草素等。

【**现代研究**】药理研究显示，獐牙菜有扩张毛细血管，激活或促进皮肤细胞酶系统功能，升高皮肤温度和对肝损伤有保护等作用。临床上用于治疗急性、慢性肝炎，胆囊炎，感冒，咽喉炎，胃肠炎腹泻，痢疾和尿路感染等。

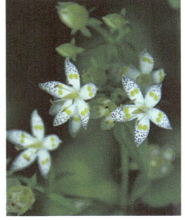

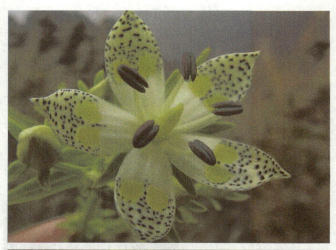

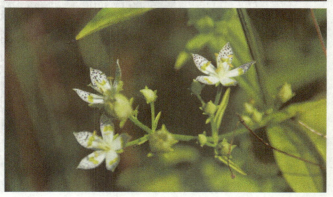

91 黑骨藤

【别名】黑骨头，滇杠柳。

【医籍记载】《广西药植名录》："清凉止血。治跌打损伤，伤寒，痨伤，疟疾，肚痛。"

【来源】萝藦科植物西南杠柳*Periploca forrestii* Schltr.。

【形态特征】缠绕性常绿藤状灌木，具乳汁；根细长，弯曲，有香气，棕色；叶对生，革质，叶片狭披针形，长2.3~6cm，宽0.4~1cm，先端渐尖，基部楔形或近圆形，全缘。夏初开花，腋生聚伞花序，着花1~3朵，花冠黄绿色，近轮辐状，副花冠与花冠基部合生。蓇葖果双生，圆柱状，长6~10cm。种子有种毛。花期3~4月，果期6~7月。

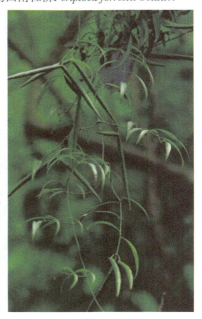

【生境及分布】生于海拔2000m以下的山地

向阳处及阴湿的杂木林下或灌木丛中。分布于西藏、云南、贵州、广西、西南、青海等地。

【药用部位及采收】药用根或全株。全株：全年可采收，洗净，去杂质，切段阴干。根：秋冬季采收，去泥土，趁鲜切片阴干。

【性能功效】味苦，性凉；有小毒。舒筋活血，祛风除湿。

【单方验方】1. 治跌打损伤疼痛：黑骨藤、铁筷子、见血飞、紫金标各20g，泡酒服。2. 治风湿筋骨痛：黑骨藤、透骨香、地蜂子各20g，水煎服。3. 治劳伤咳嗽：黑骨藤、大毛香各15g，水煎服。4. 治乳痈肿痛：黑骨藤10g，栽秧泡20g，水煎服。5. 治口疮：黑骨藤、大山羊根各10g，水煎含漱。

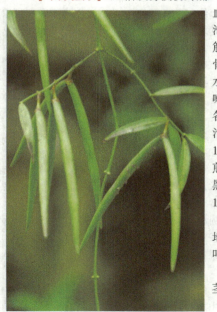

【园艺价值】做地栽攀援观赏，观叶类。

【主要化学成分】茎皮含滇杠柳苷等。

【现代研究】药

理研究显示，黑骨藤有强心作用。临床上用于治疗风湿性关节炎，咽喉炎，急性乳腺炎，跌打损伤筋骨疼痛和肺结核咳嗽等。

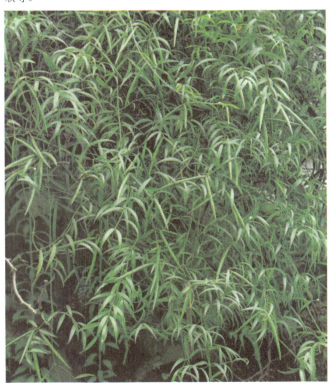

92 紫　珠

【别名】杜虹花，紫珠草，止血草。

【医籍记载】《本草拾遗》："解诸毒物，痈疽，喉痹，飞尸蛊毒，毒肿，下瘘，蛇虺，虫螫，狂犬毒，并煮汁洗疮肿，除血长肤。"

【来源】马鞭草科植物杜虹花*Callicarpa formosana* Rofle。

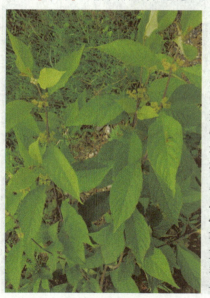

【形态特征】灌木，高1~3m。小枝、叶柄和花序均被灰黄色星状毛。单叶对生，叶柄粗壮；叶片卵状椭圆形或椭圆形，先端渐尖，基部钝圆形或截形，边缘有细锯齿，表面被短硬毛，下面有灰黄色星毛和细小黄色腺点。聚伞花序腋生，4~7分歧；花萼杯状，萼齿钝三角形；花冠蓝色或淡紫色，无毛，4裂；雄蕊4枚；子房无毛。果实近球形，紫色。花、果期夏秋季。

【生境及分布】生于平地、山坡、溪边及灌木林间。分布于浙江、江西、福建、台湾、广东、广西和西南等地。

【药用部位及采收】药用叶。7~8月采收，晒干备用。

【性能功效】味涩，性凉。收敛止血，解毒软坚。

【单方验方】1. 治吐血、咯血：紫珠、土大黄各30g，水煎服。2. 治黄疸胁痛：紫珠、田基黄、六月雪各20g，水煎服。3. 治发热口渴：紫珠、子午莲、竹叶菜各20g，水煎服。4. 治痢下赤白：紫珠、委陵菜各30g，水煎服。5. 治外伤出血：紫珠叶适量，捣烂外敷。

【园艺价值】做地栽灌木观赏，观果类。9~11月观紫红色果实。

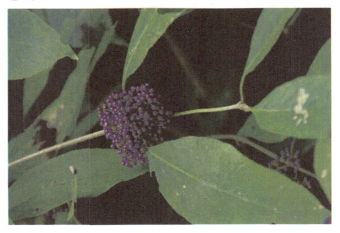

【**主要化学成分**】叶含黄酮类，缩合鞣质，中性树脂，糖类，羟基化合物，镁，钙及微量铁等。

【**现代研究**】药理研究显示，紫珠有增加血小板，缩短出血时间、血块收缩时间及凝血酶原时间，显著抑制纤溶系统的活性，广谱抗菌和促进上皮细胞生长，加快创面愈合等作用。临床上用于治疗胃、十二指肠溃疡病出血，肺结核、支气管扩张咯血，肝硬化合并食道静脉曲张破裂吐血，角膜穿孔出血，阴道炎，子宫颈炎和角膜炎等。

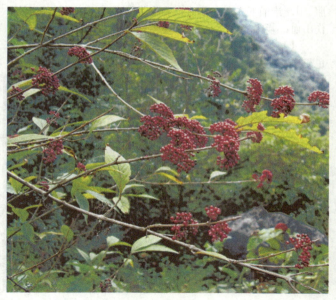

93 土人参

【别名】栌兰，土洋参。

【医籍记载】《滇南本草》："补虚损痨疾，妇人服之补血。"

【来源】马齿苋科植物土人参 *Talinum paniculatum* (Jacq.) Gaertn。

【形态特征】一年生草本，高达60cm。根粗壮，圆锥形，主根有分支，全体肉质。茎直立，圆柱形，下部分支。单叶互生，叶片肉质，倒卵形或倒卵状长椭圆形，全缘。夏季开淡紫红色小花，萼片2片，花瓣5瓣。蒴果近圆球形。

【生境及分布】生于村寨附近，岩石缝中。喜温暖气

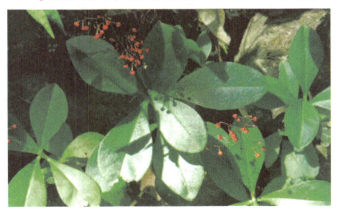

候。在向阳、较疏松肥沃、排水良好的夹砂壤土中生长较好。分布于贵州各地，我国部分地区有栽种。

【药用部位及采收】药用嫩茎叶或全草。8~9月采收，挖出后，洗净，除去须根，晒干或刮去外皮，蒸熟晒干备用。

【性能功效】味甘、苦，性温，补中益气，健脾止泻。

【单方验方】1．治失眠健忘：土人参50~100g，炖肉吃。2．治病后体虚：土人参、四叶参、竹节参各50g，炖肉吃。3．治咳嗽，咯血：土人参50g，冰糖20g，水煎服。4．治疗疮肿痛：鲜土人参叶、紫背天葵根各适量，捣烂外敷患处。

【药膳】鲜嫩茎叶洗净，做汤食用或炒食。

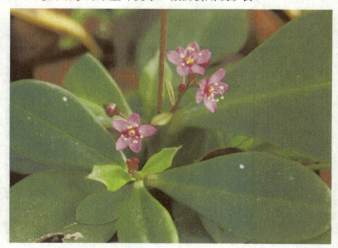

【园艺价值】做地栽、地被或盆栽观赏，观叶类。

【主要化学成分】全草含8-苄四氢原小檗碱型生物碱等。

【现代研究】临床上土人参用于治疗体虚久咳，神经衰弱失眠，月经不调，老年遗尿，小儿遗尿，无名毒疮和慢性腹泻等。

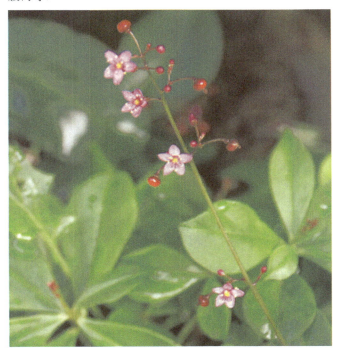

94　生扯拢

【别名】破铜钱，老鹳草，老贯草。

【医籍记载】《本草纲目拾遗》："去风，疏经活血，健筋骨，通络脉。"

【来源】牻牛儿苗科植物尼泊尔老鹳草 *Geranium nepalense* Sweet。

【形态特征】多年生草本，高30~45cm。茎伏卧或稍直立，有分支，全体具细柔毛。叶对生，叶柄长5~8cm，柔弱，叶片肾形或圆形，掌状5深裂，裂片长椭圆形或倒卵形，顶部

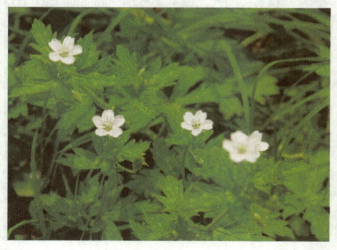

有浅裂，背面带紫色，两面均被细毛。花2~3朵顶生，萼片5片；花瓣5瓣，白色、浅紫色或红紫色；雄蕊10枚；花柱5枚。蒴果先端长喙状，5室。种子褐色。

【生境及分布】生于山坡、路旁、杂草丛中。喜温暖湿润气候，喜阳光充足，耐寒、耐湿，以疏松肥沃、湿润的壤土生长较好。分布于我国西北、华中、华东至西南各地。

【药用部位及采收】药用全草。夏秋季果实成熟时，割取地上部分或全株拔起，去净泥土及杂质，晒干备用。

【性能功效】味苦、涩，性平。祛风通络，活血，强筋。

【单方验方】1．治湿热泻痢：生扯拢、天青地白各

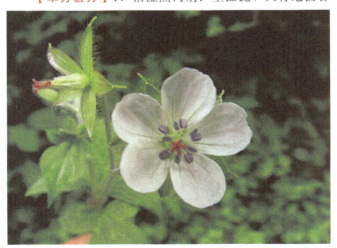

15g，水煎服，调入砂糖适量。2．治风湿筋骨疼痛：生扯拢、追风伞、见血飞各30g，泡酒服。3．治久咳不止或喘：生扯拢、五匹风、一朵云各15g，水煎服。4．治外伤出血：生扯拢鲜叶适量，捣烂外敷。5．治烂疮久不愈合：生扯拢叶炕干研末，调菜油搽患处。

【园艺价值】做地栽、地被观赏，观叶类。

【主要化学成分】全草含鞣质，没食子酸，琥珀酸，槲皮素和苷类等。叶含山萘苷等。

【现代研究】临床上生扯拢用于治疗肠炎腹泻，细菌性痢疾，风湿关节疼痛，慢性支气管炎咳嗽和外伤出血等。

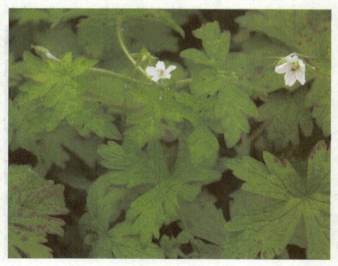

95 香叶天竺葵

【别名】香叶。

【医籍记载】《广西中药志》："全草治风湿，叶治疝气。"

【来源】牻牛儿苗科植物香叶天竺葵 *Pelargonium graveolens* L'Herit.

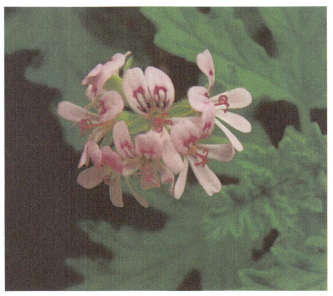

【**形态特征**】多年生直立草本，高达90cm。茎基部木质，全体密被淡黄色长毛，具浓厚香味。叶互生或对生，叶柄长超过叶片；叶片宽心形至近圆形，近掌状5~7深裂，裂片再分裂，边缘具不规则波状浅裂。伞形花序与叶对生，花小；萼片披针形；花瓣玫瑰红色或粉红色，有紫色纹；雄蕊10枚；雌蕊1枚，子房5室。蒴果成熟时，果瓣向上卷曲。花、果期3~6月。

【**生境及分布**】喜温暖湿润气候，不耐寒，喜阳光，以疏松肥沃的壤土栽培为宜，忌连作。我国各地有栽培。

【**药用部位及采收**】药用茎叶。上半年可采收3~4次，下

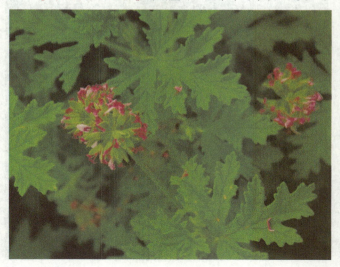

半年采收2~3次，剪去长枝、老枝、匍匐枝；留断枝、嫩枝、直立枝。洗净，去杂质，晒干备用

【性能功效】味苦、涩，性凉。清热解毒。

【单方验方】1. 治风湿痹证筋骨疼痛：香叶天竺葵、老鹳草、石南藤、红牛膝、伸筋草各15g，酒泡服。2. 治疝气痛：香叶天竺葵、延胡索、葫芦巴、荔枝核各9g，水煎服。

3. 治阴囊湿疹、皮肤疥癣：香叶天竺葵、藿香、刺黄柏各30g，水煎浓汁，外搽患处。

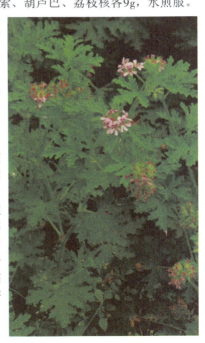

【园艺价值】做地栽、地被或盆栽观赏，观花叶类。

【主要化学成分】全草含挥发油，α-蒎烯，牻牛儿醇甲酸酯和乙酸香茅醇等。

【现代研究】药理研究显示，香叶天竺葵有抗肿瘤，抗微生物活性等作用。临床上用于治疗风湿性关节炎，疝气，阴囊湿疹，癣和疥疮等。

96 石蜡红

【别名】月月红。

【医籍记载】《云南中草药》："清热消炎。"

【来源】牻牛儿苗科植物天竺葵*Pelargonium hortorum* Bailey。

【形态特征】多年生直立草本，高50~90cm。茎肉质，基部木质，多分支，全体有细毛和腺毛，揉之有鱼腥气味。叶互生，圆肾形，基部心脏形，边缘波状浅裂；上面有暗红色马蹄形环纹。伞形花序顶生，花多数，中等大；花瓣鲜红色、粉红色或白色，下面3片较大。蒴果成熟时开裂5瓣。花

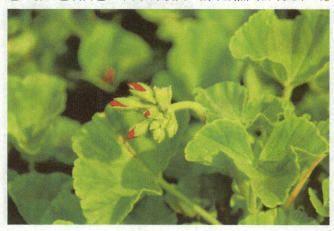

期夏秋季。

【生境及分布】喜温暖湿润气候，不耐寒、不耐旱，喜阳光充足气候，以疏松肥沃、富含腐殖质、排水良好的壤土栽培为宜。我国各地有栽培。

【药用部位及采收】药用花。春夏季摘花，去杂质，鲜用。

【性能功效】味苦、涩，性凉。清热解毒。

【单方验方】治脓耳：鲜石蜡红适量，榨汁，外用滴耳。

【园艺价值】做地栽、地被或盆栽观赏，观花叶类。

【主要化学成分】全草含有游离和酯化的胆甾醇、谷甾醇和香茅醛等。

【现代研究】临床上石蜡红用于治疗化脓性中耳炎等。

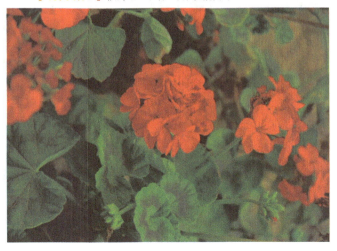

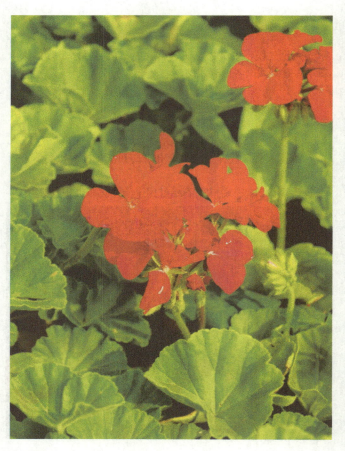

97 飞燕草

【别名】翠雀花。

【医籍记载】《中国药用植物图鉴》："种子：内服，作用类似乌头，可治喘息、水肿。根：主治腹痛。"

【来源】毛茛科植物飞燕草*Consolida ajacis* (L.) Schou。

【形态特征】一年生草本，高不及1m。枝少而上举。基生叶多具长柄，深裂几达基部，裂片再分裂为多数线状小裂片；上部叶无柄，亦具多数线状小裂片。总状花序极长，被薄小柔毛。花蓝色、青紫色、淡红色或白色，常为重瓣，萼片5片，阔而稍钝。蓇葖果，长1~2cm。

【生境及分布】多栽培于庭院，我国大部分地区有分布。

【药用部位及采收】药用根、种子。夏秋季采收，洗净，晒干备用或鲜用。

【性能功效】味苦、辛，性温。祛风解表，除湿，止泻。

【单方验方】1．治风

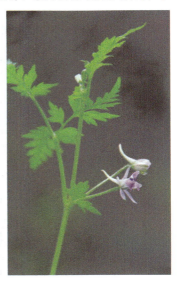

寒头痛：飞燕草10g，三角咪20g，水煎服。2．治气虚多汗：飞燕草研末，每次油汤吞服1~2g。3．治水泻：飞燕草5g，水煎服。4．治皮肤瘙痒：飞燕草10g，泡酒外搽。

【园艺价值】做地栽、地被或盆栽观赏，观花叶类。

【主要化学成分】种子含洋翠雀碱，飞燕草碱，翠雀灵碱，高飞燕草碱和翠雀花碱等生物碱，还含脂肪油，树脂和飞燕草苷等。

【现代研究】飞燕草种子含脂肪油，有杀虫作用。临床上用于治疗感冒发热咳嗽，体虚多汗，急性肠炎水样便，湿疹瘙痒等。

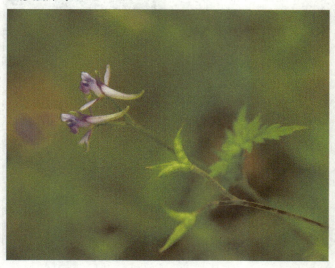

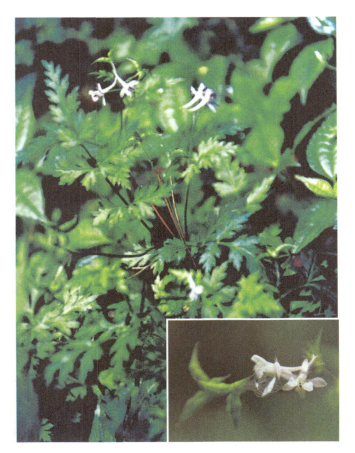

98 萍

【别名】田字草，青萍。

【医籍记载】《天宝本草》："清心解热，去热火毒。"

【来源】苹科植物苹 *Marsilea quadrifolia* L.。

【形态特征】多年生水生草本。根茎横走，柔软，有分歧，节处生须根。叶柄长5~20cm；顶端有小叶4片，十字形对生，小叶倒三角形，全缘，外缘圆形，无毛。叶脉扇形分叉，网状，叶柄基部生有单一或分叉的短柄。顶部着生孢子果，矩圆肾形，有毛，簇生于孢子囊群柄顶端。

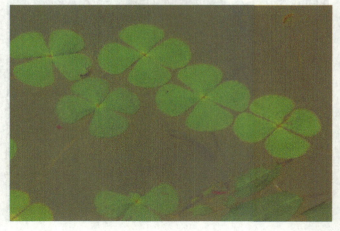

【生境及分布】生于水塘边或沟边、水田中。分布于我国华北、华东、中南、西南及辽宁等地。

【药用部位及采收】药用全草。春、夏、秋季均可采收，洗净，鲜用或晒干备用。

【性能功效】味甘，性寒。清热解毒，利水消肿。

【单方验方】1. 治毒蛇咬伤：萍（鲜品）200g，捣汁内服，渣外敷。2. 治水肿、小便不利：萍、水灯芯草、小通草各20g，水煎服。3. 治湿热黄疸：萍、水葵花、凤尾草各30g，水煎服。4. 治湿热淋痛：萍、须须药、水白菜各30g，水煎服。5. 治牙痛：萍鲜草适量，揉烂置痛处。

【主要化学成分】全草含长链脂肪族化合物及蛋白质，还含22（29）-何帕烯，9（11）-羊齿烯，香豆精，香草酸和

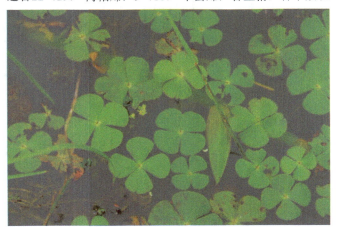

对羟基苯甲酸等。

【现代研究】药理研究显示，萍对白喉杆菌、金黄色葡萄球菌、枯草杆菌、大肠杆菌等有抑制作用。临床上用于治疗妇女白带，盗汗，急性泌尿道感染，无名肿毒，黄疸型肝炎和疟疾等。

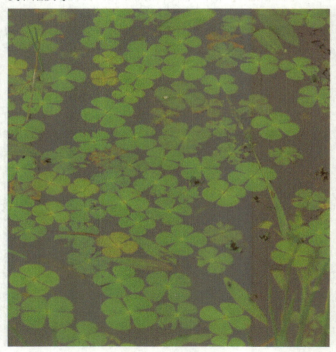

99　爬山虎

【别名】爬树龙，三叶枫藤。

【医籍记载】《本草拾遗》："主破老血，产后血结，妇人瘦损，不能饮食，腹中有块，淋漓不尽，赤白带下……"

【来源】葡萄科植物爬山虎*Parthenocissus tricuspidata* (Sieb. et Zucc.) Planch。

【形态特征】落叶木质攀援大藤本。枝条粗壮；卷须短而多分支，顶端有吸盘。单叶互生，叶柄长8~20cm；叶片宽卵形，先端长浅3裂，基部心形，边缘有粗锯齿，上面无毛，

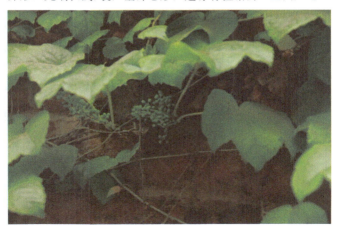

下面脉上有柔毛。聚伞花序顶生或生于两叶之间；花两性；花绿色，5片；花萼小，全缘；花瓣先端反折；雄蕊与花瓣对生；子房2室。浆果球形，成熟后蓝黑色。花期6~7月，果期9月。

【生境及分布】生于墙壁、疏林或岩石上，有栽培。分布于我国华北、华东、中南和西南各地。

【药用部位及采收】药用藤茎或根。藤茎：秋季采收，去掉叶片，晒干备用。根：冬季采挖，洗净，切片，晒干备用或鲜用。

【性能功效】味辛、涩，性温。祛风止痛，活血通络。

【单方验方】1.治风湿痹证筋骨疼痛：爬山虎30~60g，水煎服；或用爬山虎加倍量，浸酒涂搽痛处。2.治偏头痛、

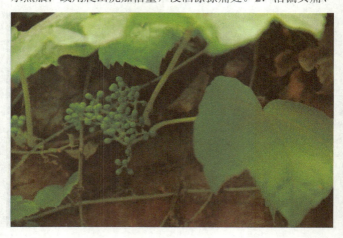

筋骨痛：爬山虎30g，当归9g，川芎6g，大枣3枚，水煎服。
3．治带状疱疹：爬山虎根适量，磨汁外搽。4．治痈肿溃烂、蛇咬伤：爬山虎120~180g，水煎浸洗。

【药膳】鲜嫩茎洗净，开水氽后凉拌，炒熟或做汤食用。

【园艺价值】作为观赏藤木栽种，蔓木类。适宜在喀斯特山地的坡地绿化。

【主要化学成分】叶含矢车菊素。

【现代研究】药理研究显示，爬山虎新鲜藤茎的黏液质对口腔、消化道黏膜有轻微的抗炎作用。临床上用于治疗中风半身不遂，偏正头痛，产后血瘀腹痛，跌打损伤，骨折，痈疽疮疡和风湿病关节疼痛等。

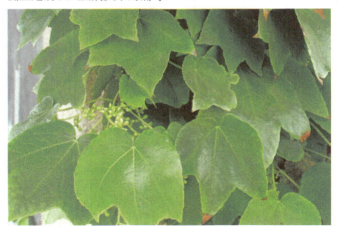

100 月 季

【别名】月季花。

【医籍记载】《本草纲目》："活血，消肿，敷毒。"

【来源】蔷薇科植物月季 *Rosa chinensis* Jacq.。

【形态特征】常绿或半常绿灌木，高0.5~1.8m。茎直立

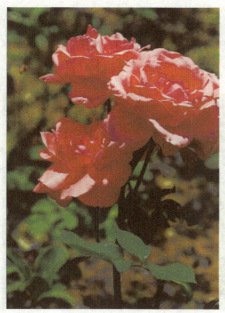

或披散，茎与枝均有粗壮而略带钩状的皮刺，有时无刺。单数羽状复叶互生，小叶3~5片，少数7片，宽卵形或卵状矩圆形，先端尖，基部楔形或圆形；叶柄和叶轴散生皮刺和短腺毛，托叶附生于叶柄上，边缘锯齿状，有腺毛。花常数朵聚生；花梗长；花萼裂片卵形；花冠红色或玫瑰色；花瓣多数。小坚果。花期5~9

月，果期8~11月。

【生境及分布】生于山坡路旁。适应性较强，喜阳光充足，耐寒，耐旱，在土层深厚肥沃、排水良好的中性偏酸腐殖土中生长良好。我国各地有栽培。

【药用部位及采收】药用花。夏秋季选晴天采收半开放的花朵，及时摊开晾干，或用微火烘干，备用。

【性能功效】味甘、苦，性温。活血调经，解毒消肿。

【单方验方】

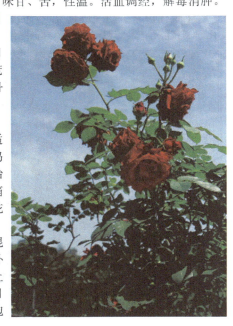

1．治月经不调，痛经，经闭：月季15g，当归、茺蔚子、香附、丹参各6g，水煎服。

2．治跌打损伤，瘀血肿痛：月季适量，土鳖虫3g，捣烂外敷伤处。3.治淋巴结结核，肿痛未溃：月季鲜花适量，夏枯草、生牡蛎各6g，混合捣烂，局部外敷。4.治肝阳上亢眩晕、烦躁：月季9~15g，开水泡服，每日1次。

【药膳】花蕾晒干，适量泡茶饮。鲜果实洗净，炖熟或蒸后食用；嫩叶开水汆后凉拌食用。

【园艺价值】做地栽、盆栽观赏，观花类。花有黄色、粉红色、白色、大红色和玫瑰红色等。

【主要化学成分】花含牻牛儿醇，樱花醇，香茅醇及葡萄糖苷，没食子酸，槲皮苷，鞣质和色素等。

【现代研究】药理研究显示，月季有较强抗真菌的作用。临床上用于治疗月经不调，淋巴结结核和高血压病等。

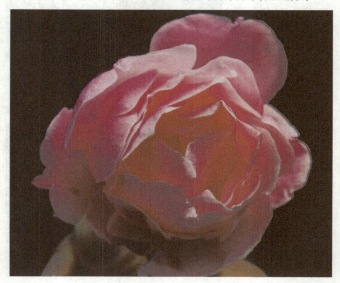

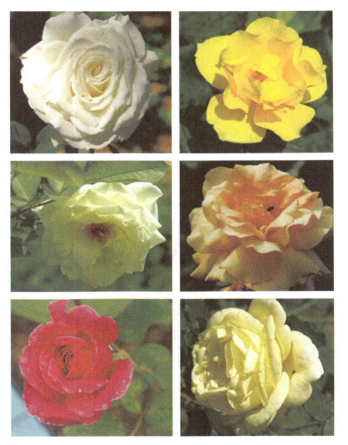

101　蛇　莓

【别名】三匹风，蛇泡。

【医籍记载】《名医别录》："主胸腹大热不止。"

【来源】蔷薇科植物蛇莓 *Duchesnea indica* (Andrews) Forke。

【形态特征】多年生草本，有匍匐茎，长可达1m。全体被白色绢毛。三出复叶基生或互生，有长柄，基部有2枚托叶；小叶菱状卵形，先端钝，基部宽楔形，边缘有钝圆齿，两面散生柔毛或上面近无毛。花单生于叶腋；花萼2轮，内

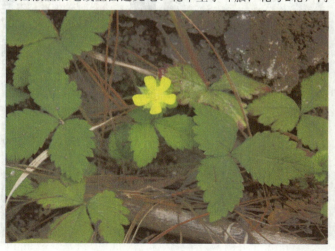

轮萼片5片；花冠黄色，花瓣5瓣；雄蕊多数。瘦果小，扁圆形。花期6~8月，果期8~10月。

【生境及分布】生于山坡、河岸、草地、潮湿的地方。喜生于阴湿环境，耐寒，常生于沟边湿润草地，在肥沃、湿润的砂质壤土中生长较好。分布于我国辽宁以南各地。

【药用部位及采收】药用全草。6~11月采收全草，洗净，晒干备用或鲜用。

【性能功效】味甘、酸，性寒；有小毒。化痰止咳，清热解毒。

【单方验方】1．治咳嗽：蛇莓、兔耳风各20g，水煎服。2．治小儿惊风：蛇莓、金钩莲各10g，水煎服。3．治指疔：蛇莓、天泡果各适量，捣烂敷。4．治骨折：蛇莓、玉枇

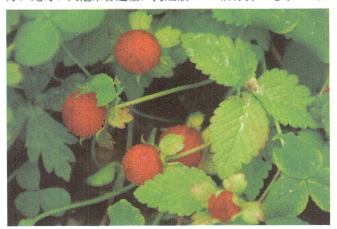

杷、养鸡草各适量，捣烂包。5．治蛇咬伤：蛇莓适量，捣烂外敷。

【园艺价值】做地栽、地被或盆栽观赏，观叶类。

【主要化学成分】种子所含脂肪酸主要是亚油酸，非皂化物质有烃、醇和甾醇等。

【现代研究】药理研究显示，蛇莓有抑制金黄色葡萄球菌、脑膜炎双球菌的作用，还有抗肿瘤，抗炎，降血压和兴奋子宫等作用。临床上用于治疗急性细菌性痢疾，疗疮及无名肿毒，风热咳嗽，狂犬咬伤和小儿惊风等。

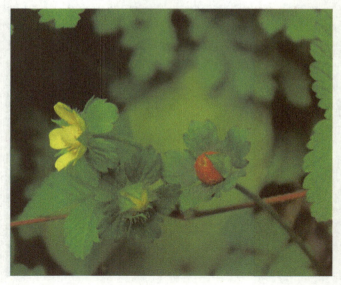

102　地　榆

【别名】酸赭。

【医籍记载】《本经》："主妇人乳痓痛，七伤，带下病，止痛，除恶肉，止汗，疗金疮。"

【来源】蔷薇科植物地榆*Sanguisorba officinalis* L.或长叶地榆*Sanguisorba officinalis* L.var.*longifolia* (Bert.) Yü et Li。

【形态特征】多年生草本。茎有时带紫色。单数羽状复叶，基生叶有长柄，茎生叶互生；托叶镰状，有齿；小叶7~21片，矩状椭圆形，长1.5~6cm，宽0.5~3cm，先端钝，有小突尖，基部截形或浅心形，边缘有圆而锐的锯齿，小叶柄基部具小托叶。穗状花序顶生，圆柱形，花小而密集；花被4裂，花瓣状，紫红色。瘦果椭圆形，褐色，花

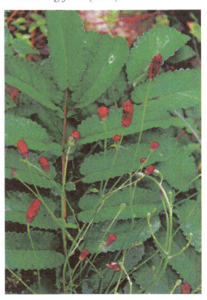

被宿存。花、果期7~9月。

【生境及分布】生于土坡草地。喜温暖湿润气候，耐寒，在富含腐殖质的砂壤土、黏土中生长良好。我国各地均有分布。

【药用部位及采收】药用根。春秋季均可采收，春季发芽前、秋季地上部分枯萎后挖出根部，除去地上茎叶，洗净，晒干或趁鲜切片，晒干备用。

【性能功效】味苦、酸、涩，性微寒。凉血止血，解毒敛疮。

【单方验方】1. 治便血、痔血：地榆、槐花各12g，水煎服。2. 治烧烫伤：地榆、虎杖各适量，研末，麻油调搽。

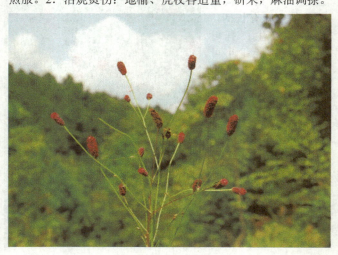

3. 治溃疡烂疮：地榆适量，水煎外洗或研末调油搽。4. 治血热崩漏：地榆、生地、黄芩、炒蒲黄各6g，水煎服。

【园艺价值】做地栽、地被或盆栽观赏，观叶类。

【主要化学成分】根含地榆苷，地榆皂苷A、B、E，水解鞣质，缩合鞣质，没食子酸，鞣酸，糖类，维生素A及多种微量元素等。

【现代研究】药理研究显示，地榆有明显缩短出血时间、凝血时间，抗炎，镇吐和镇静等作用。临床上用于治疗慢性支气管炎，慢性胃炎，胃溃疡，胃、十二指肠出血，黄疸型肝炎，急性肠炎，细菌性痢疾，急性乳腺炎，慢性结肠炎，各种烧烫伤，痔疮，肛裂，漆疮，痤疮，湿疹等。

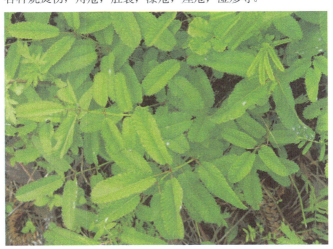

103　白　英

【别名】白毛藤，毛秀才，排风藤。

【医籍记载】《本经》："主寒热，八疸，消渴，补中益气。"

【来源】茄科植物白英 *Solanum lyratum* Thunb.。

【形态特征】多年生蔓生半灌木，茎长达5m，基部木质化，上部草质，具细毛。叶互生，上部叶多为戟状3裂或羽状多裂；下部叶长方形或卵状长方形，先端尖，基部心形，全缘。聚伞花序生于枝顶或与叶对生，枝梗、花柄及花均密被长柔毛；萼片5片；花冠白色，裂片5片；雄蕊5枚；雌蕊1

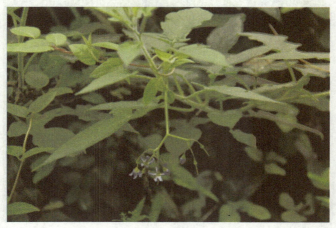

枚。浆果卵形或球形。

【生境及分布】生于路旁、山野或灌木从中。喜温暖湿润气候，耐阴湿，适宜在砂质壤土、黏壤土中生长。分布于我国大部分地区。

【药用部位及采收】药用全草。夏秋季采收全草，鲜用或晒干备用。

【性能功效】味甘、苦，性寒；有小毒。清热利湿，解毒消肿。

【单方验方】1．治黄疸初起：白英、神仙对坐草、大茵陈、三白草、车前草各12g，白酒、水各半煎服。2．治伤风感冒：白英、一枝黄花、马鞭草各20g，水煎服。3．治小儿腹泻：白英叶10g，捣烂泡开水服。4．治湿疹：鲜白英

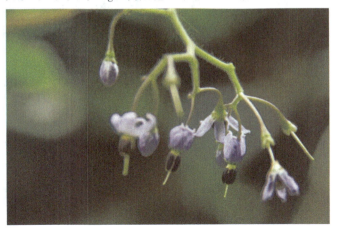

适量，捣烂外搽。

【园艺价值】做地栽、地被、盆栽观赏，观果类。10~12
月观红色果。

【主要化学成分】叶含甾体糖苷，β-羟基甾体生物碱，
α-苦茄碱和β-苦茄碱；果实含茄碱等。

【现代研究】药理研究显示，白英有抑制肿瘤，抑制金
黄色葡萄球菌、绿脓杆菌、伤寒杆菌、炭疽杆菌，抗真菌和
增强免疫等作用。临床上用于治疗流行性感冒，急性黄疸型
肝炎，带状疱疹，风湿性关节炎疼痛和早期肝硬化等。

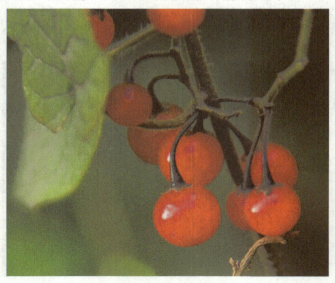

104   山银花

【别名】金银花。

【医籍记载】《本草纲目》："一切风湿气，及诸肿毒、痈疽疥癣、杨梅诸恶疮。散热解毒。"

【来源】忍冬科植物山银花*Lonicara confusa* (Sweet) DC.。

【形态特征】木质藤本，长2~4m。茎皮黄褐色渐次变为白色，嫩时有短柔毛。叶对生，卵圆形至椭圆形，长4~8cm，宽3.5~5cm，上面绿色，主脉上有短疏毛，下面带灰白色，密生白色短柔毛。花冠管状，长1.6~2cm，稍被柔毛，初开时白色，后变黄色。花期5~9月，果期10~11月。

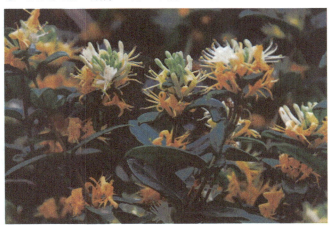

【生境及分布】生于山坡、灌丛、旷野或路边。喜温和湿润气候，喜阳光充足，耐寒，耐旱，耐涝，以土层深厚疏松的腐殖质壤土生长较好。分布于广东、广西、云南和贵州等地。

【药用部位及采收】药用花蕾或带初开的花。花蕾上部膨大尚未开放、呈青白色时采摘，及时晾干或烘干备用。

【性能功效】味甘，性寒。清热解毒，凉散风热。

【单方验方】1. 治风热外感或温病初起：山银花、马兰、马鞭草、金柴胡各10g，水煎服。2. 治暑热烦渴：山银花、菊花各10g，水煎代茶饮服。3. 治暴泻、痢疾：山银花20g，莲子40g，粳米适量，加水煮粥，加少许白糖，早餐前服用。4. 治疔腮肿痛：山银花藤叶、土大黄各20g，水煎内

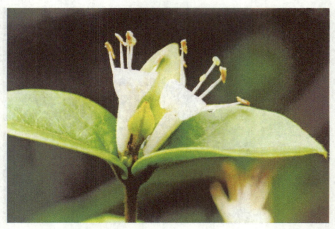

服又外搽。

【药膳】花蕾及花干燥。取适量泡茶饮服，或做茶类调料。

【园艺价值】做室内绿化装饰、藤木栽种，藤蔓观花类。5~9月观白色、黄色花，花味芳香。

【主要化学成分】花含绿原酸，异绿原酸，挥发油，木樨草素，木樨草素-7-葡萄糖苷以及铁、锰、铜、锌等。

【现代研究】药理研究显示，山银花有广谱抗菌，抗炎及解热的作用；能促进白细胞吞噬，双向调节免疫系统。临床上用于治疗细菌性痢疾，急性泌尿系感染，乳腺炎，急性扁桃腺炎，腮腺炎，阑尾炎，急性肾盂肾炎，钩端螺旋体病，慢性附件炎，高脂血症和褥疮等。

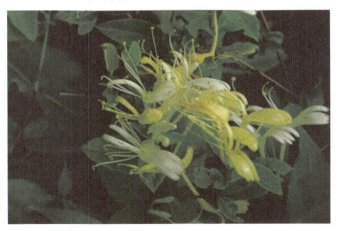

105 忍 冬

【别名】忍冬藤，金银花，二花藤，忍冬花。

【医籍记载】《名医别录》："（藤茎）主寒热身肿。"《本草纲目》："（花蕾）一切风湿气，及诸肿毒、痈疽疥癣、杨梅诸恶疮。散热解毒。"

【来源】忍冬科植物忍冬 *Lonicera japonica* Thunb.。

【形态特征】多年生常绿缠绕灌木。茎中空，多分支，幼枝密生短柔毛和腺毛。叶对生，纸质，被短柔毛，叶片卵形、长卵形或卵状披针形，先端短尖。花成对腋生；苞片2枚，叶状；合瓣花冠左右对称，花初开白色，2~3日后变为金

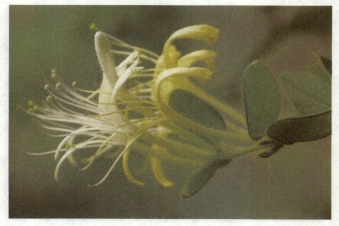

黄色。浆果成熟后黑色。

【生境及分布】生于山坡、灌丛、旷野或路边。喜温和湿润气候，喜阳光充足环境，耐寒，耐旱，耐涝，在土层深厚疏松的腐殖质壤土中生长良好。广泛分布于我国南方各地，我国大多数地区有栽培，以山东、河南所产品质为佳。

【药用部位及采收】药用藤茎，花蕾。藤茎：秋冬季割取，除去杂质，捆成束或卷成团，晒干备用。花蕾：花蕾上部膨大尚未开放，呈青白色时采摘，及时晾干或烘干备用。

【性能功效】藤茎：味甘，性寒。清热解毒，通络。花：味甘，性寒。清热解毒，凉散风热。

【单方验方】藤茎：1．治痈疽发背、乳痈、肠痈：忍冬藤、黄芪各15g，当归4g，炙甘草24g，水酒煎服。2．治热

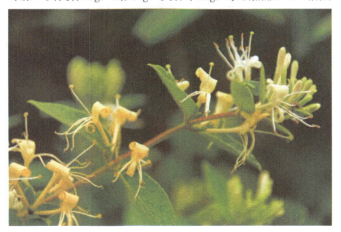

痹筋骨疼痛：忍冬藤捣为细末，每次6g，热酒调服。3．治暴泻、痢疾：忍冬藤20g，樗白皮10g，水煎服。

花蕾：1．治风热外感、温病初起：金银花、马兰、马鞭草、金柴胡各10g，水煎服。2．治暑热烦渴：金银花、菊花各10g，水煎代茶饮服。3．治暴泻、痢疾：金银花20g，莲子40g，粳米适量，加水煮粥，加少许白糖，早餐前服用。

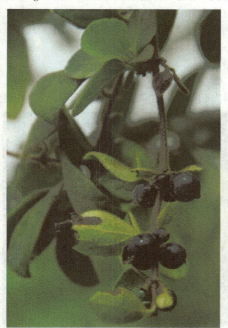

4．治疖腮肿痛：鲜银花藤叶、土大黄各20g，水煎内服又外搽。

【园艺价值】做地栽、地被或盆栽观赏，观花叶类。

【主要化学成分】忍冬藤含绿原酸，异绿原酸等。花蕾含绿原酸，异绿原酸，挥发油，黄酮类，三萜类，木樨草素，木樨草素-7-葡萄糖苷，咖啡酸，肌醇，β-谷甾醇和蔗糖等。

【现代研究】药理研究显示，

忍冬藤有抗病原微生物的作用。花蕾有广谱抗菌，抗炎，解热，促进白细胞吞噬，双向调节免疫，保肝，降酶，降胆固醇和抗早孕等作用。临床上藤茎、花均用于治疗细菌性痢疾，急性泌尿系感染，感冒发热，乳腺炎，急性扁桃腺炎，流行性腮腺炎，钩端螺旋体病，急性阑尾炎，急性肾盂肾炎，高脂血症，急性风湿热和褥疮等。

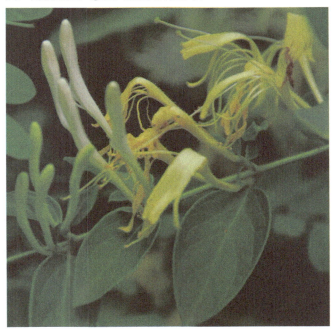

106　骨碎补

【别名】巴岩姜，猴姜。

【医籍记载】《药性论》："主骨中疼痛，风血毒气，五劳六极，口手不收，上热下冷，悉能主之。"

【来源】水龙骨科植物槲蕨Drynaria fortunei (Kunze) J.Sm.。

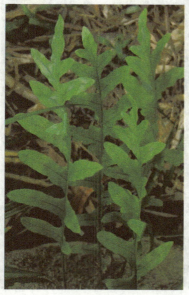

【形态特征】多年生蕨类植物，高25~40cm。根茎横生，粗壮，肉质，密被棕黄色钻状披针形鳞片。叶二型：营养叶灰棕色，卵形，无柄，干膜质，基部心形，背面有疏短毛，边缘有粗浅裂；孢子叶高大，绿色，无毛，长椭圆形；裂片7~13对。孢子囊群圆形，着生于内藏小脉的交叉点上。

【生境及分布】附生于海拔200~1800m的林中岩石或树干上。分布于我国西南及湖北、湖南、广西等地。

【药用部位及采收】药用根茎。全年可采挖，除去泥沙，干燥备用，用时燎去毛鳞片。

【性能功效】味苦，性温。祛风除湿，补肾健骨。

【单方验方】1. 治风湿骨痛：骨碎补、花蝴蝶、酸咪咪各30g，酒水各半煎服。2. 治劳伤腰痛：骨碎补、万年炟各20g，九月生10g，泡酒服。3. 治耳鸣：骨碎补100~200g，炖肉吃。4. 治骨折：骨碎补、园麻根、玉枇杷各适量，捣烂包敷。5. 治肾虚牙痛：骨碎补、生地各20g，水煎服。

【园艺价值】做地栽攀援观赏，盆景配置、园林绿化等，观叶类。

【主要化学成分】根茎含脂溶性成分里白烯，里白醇，多种黄酮类，三萜类，β-谷甾醇，豆甾醇，菜油甾醇，淀粉

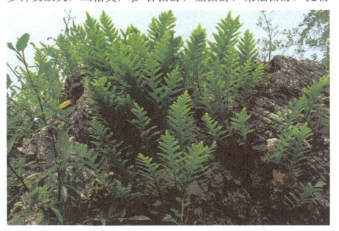

及葡萄糖等。

【现代研究】药理研究显示，骨碎补有促进骨对钙吸收，提高血钙和血磷水平，有利于骨钙化和骨质形成，使心肌收缩力增强，还有降低血中甘油三酯及胆固醇含量和良好的预防动脉硬化等作用。临床上用于治疗病后脱发，强直性脊柱炎，风湿性腰腿痛，遗尿，斑秃，脱发，白癜风，鸡眼，皮肤疣和骨折等。

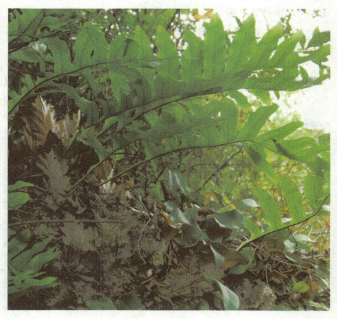

107　水龙骨

【别名】岩鸡尾，石蚕。

【医籍记载】《本草纲目拾遗》："治风痹，羊毛痧。"

【来源】水龙骨科植物水龙骨 *Polypodiodes nipponicum* (Mett) Ching。

【形态特征】多年生蕨类植物。根茎粗，横走，鲜时青绿色，干后黑褐色；光秃而被白粉，仅顶部有鳞片，鳞片基部卵圆形，中上部窄长披针形；根须状，棕褐色。叶疏生，直立，叶片长圆形，羽状深裂，羽片20对左右，线状或线状

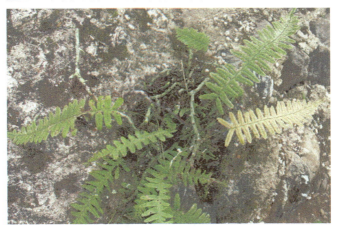

披针形，全缘，先端钝，下面被白色短柔毛。孢子囊群着生于羽片中脉两侧，圆形。

【生境及分布】附生于150~2300m的疏林中的岩石壁或老树干上。分布于我国长江以南及陕西、甘肃、台湾等地。

【药用部位及采收】药用根茎。全年可采挖，洗净，鲜用或晒干备用。

【性能功效】味甘、苦，性凉。活血消肿，祛风通络。

【单方验方】1．治跌打损伤：水龙骨、黑骨藤、九龙藤、七叶莲各20g，泡酒服。2．治风湿热痹肿痛：水龙骨60g，砂糖少许，水煎服。3．治痈疽肿毒：水龙骨、万年炡各适量，捣烂外敷。4．治小儿高热：水龙骨20~30g，水煎服。

【园艺价值】做地栽攀援观赏，盆景配置、园林绿化等，观叶类。

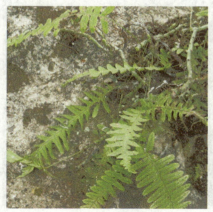

【主要化学成分】根茎含β-谷甾醇，7-脱氢胆甾醇等9种甾醇及蜕皮甾酮，蜕皮松等。

【现代研究】临床上用于治疗小儿感冒高热，急性结合膜炎，急性风湿性关节炎，尿路感染，牙痛和荨麻疹等。

108　白侧耳

【别名】水折耳，圆叶截菜。

【医籍记载】《贵州民间药物》："治肺痨咳嗽，跌打损伤，腹胀水肿，白带，白浊。"

【来源】三白草科植物白苞裸蒴*Gymnotheca involucrate* Péi。

【形态特征】多年生匍匐草本。茎细弱，长30~50cm。叶互生，阔卵状肾形，全缘，基部心形，叶脉明显；基部扩大抱茎。穗状花序与叶对生，花穗下有苞片3~4片，白色，花柄极短，花被缺，子房下位，心皮4枚，胚珠多数。

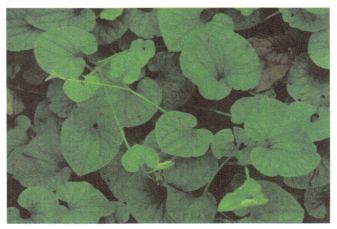

【**生境及分布**】生于山坡阴湿处及水沟边。贵州各地均产；四川也有分布。

【**药用部位及采收**】药用茎叶或根茎。夏季采收，洗净泥沙，鲜用或晒干备用。

【**性能功效**】味甘、淡，性平。行气化痰，化瘀利湿。

【**单方验方**】1．治痰多咳嗽：白侧耳50~100g，炖肉吃；或白折耳、白及、矮地茶各30g，水煎服。2．治水肿：白侧耳、毛蜡烛根各20g，水煎服。3．治白带：白侧耳、三白草各20g，水煎服。4．治跌打损伤：白侧耳、三角咪各30g，酒水各半煎服。

【**园艺价值**】做地被栽种，观叶、观花类。

【**主要化学成分**】全株含有挥发油，黄酮等。

【**现代研究**】临床上用于治疗肺结核咳嗽，妇女带下，跌打损伤，水肿和腹水等。

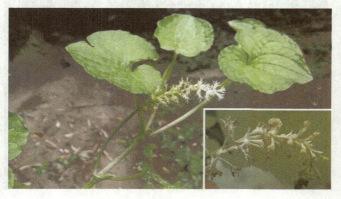

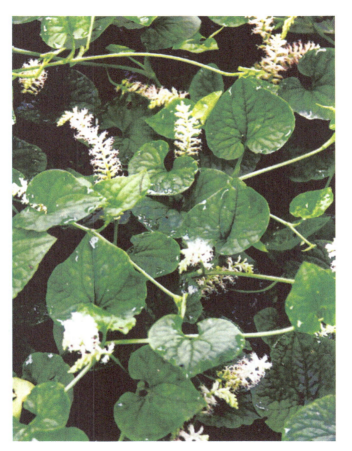

109 积雪草

【别名】崩大碗，大马蹄草。

【医籍记载】《本经》："主大热，恶疮，痈疽，浸淫，赤𤓰，皮肤赤，身热。"

【来源】伞形科植物积雪草 *Centella asiatica* (L.) Urban。

【形态特征】多年生匍匐草本。茎光滑、细长，无毛或稍被疏毛，节上生根。单叶互生；叶有长柄，长1.5~7cm。叶片圆形或肾形，直径 2~5cm，基部宽心形，边缘有钝齿，两面无毛或背面疏生柔毛。伞形花序单生，伞梗生于叶腋，每一花梗顶端有花3~6朵，常聚生为头状花序。双悬果扁圆形，

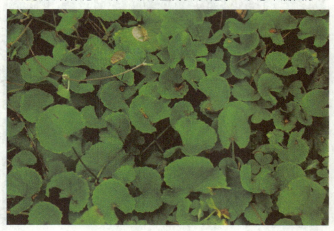

光滑，主棱间有网状纹相连。花、果期4~11月。

【生境及分布】生于山坡、旷野、路旁、沟边等阴湿处，喜阳光和较湿润的环境。分布于我国大部分地区。

【药用部位及采收】药用全草。夏季采收全草，晒干备用或鲜用。

【性能功效】味甘、辛，性寒。清热利湿，活血止痛。

【单方验方】1．治湿热黄疸：积雪草、凤尾草、酢浆草各50g，水煎服。2．治水肿：积雪草50g，酢浆草10g，车前草15g，水煎服。3．治跌打伤痛：积雪草50g，酒水各半煎服。4．治缠腰火疮：鲜积雪草适量，捣烂取汁搽。5．治指

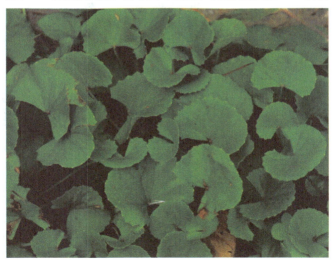

疗：积雪草、半边莲各适量，捣烂外敷。

【园艺价值】做地栽、公路旁种植，观叶类。

【主要化学成分】全草含积雪草酸，积雪草苷，羟基积雪草酸，参枯尼苷，马塔积雪酸，积雪草糖，肌醇，蜡，胡萝卜烃类，叶绿素以及山柰酚、槲皮素等。

【现代研究】药理研究显示，积雪草有镇静，安定和抗菌作用，松弛回肠的张力及收缩幅度，并有轻度抑制乙酰胆碱的作用，还能使心率减慢及中度降低血压。临床上用于治疗传染性黄疸型肝炎，胆道结石，泌尿道结石，外伤性疼痛等。

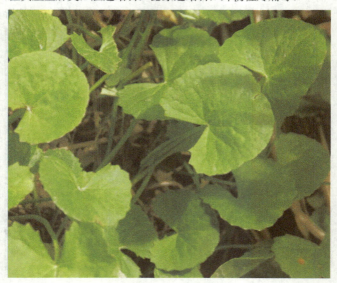

110　天胡荽

【别名】满天星，地星宿。

【医籍记载】《生草药性备要》："治癞，臭耳，鼻上头风，痘眼去膜，消肿，敷跌打大疮。"

【来源】伞形科植物天胡荽*Hydrocotyle sibthorpioides* Lam.。

【形态特征】多年生小草本。茎细长匍匐，节上生根。单叶互生；叶柄细长，有小托叶；叶片圆形、肾形或五角形。不分裂或具5~7裂，每裂片有2~3个小锯齿；基部深心形，上面有光泽，背面有疏毛。伞形花序单生于节上，膜质

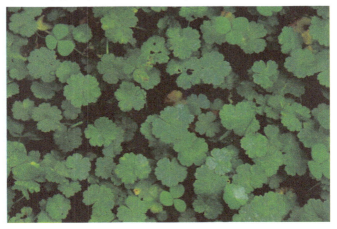

苞片，倒拔针形，小花白色或绿白色；花瓣5瓣。双悬果圆形或椭圆形。

【**生境及分布**】生于湿润的路旁、草地、沟边及林下。分布于我国辽宁至华中、华东、华南以及西南等地区。

【**药用部位及采收**】药用全草。夏秋季采收全草，洗净，晒干备用或鲜用。

【**性能功效**】味苦、辛，性凉。清热利湿，解毒消肿。

【**单方验方**】1．治湿热黄疸：天胡荽30~50g，白糖30g，水酒各半煎服；或配茵陈、柴胡各10g，水煎服。2．治风火眼痛：天胡荽、旱莲草各等份，水煎后，乘热熏眼，凉后内服。3．治带状疱疹：鲜天胡荽适量，捣烂取汁，加雄黄末，涂于患处。4．治跌打瘀肿：鲜天胡荽适量，捣烂，酒炒

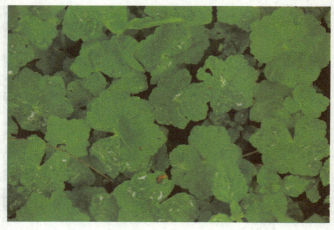

热，敷搽患处。

【园艺价值】做地栽、草坪观赏，观叶类。叶光亮。

【主要化学成分】全草含黄酮苷，酚类，氨基酸，挥发油和香豆精等。

【现代研究】药理研究显示，天胡荽有抑制金黄色葡萄球菌、变形杆菌、福氏痢疾杆菌、伤寒杆菌，抗疟和降血糖等作用。临床上用于治疗急性传染性黄疸型肝炎，胆囊炎，胆结石，带状疱疹，肾或膀胱结石等。

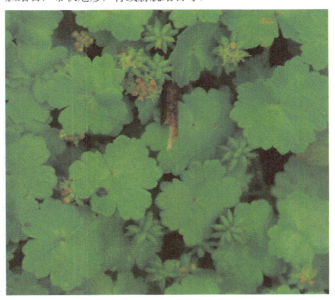

111 酢浆草

【别名】三叶铜钱草，酸咪咪，酸浆草，三叶酸。

【医籍记载】《本草纲目》："主小便诸淋，赤白带下，同地钱、地龙治砂石淋；煎汤洗痔痛脱肛，捣敷汤火蛇蝎伤。"

【来源】酢浆草科植物酢浆草*Oxalis corniculata* L.。

【形态特征】多年生草本。茎匍匐或斜生，多分支。叶互生，掌状复叶，叶柄长2.5~5cm；托叶与叶柄连生，小叶3枚，倒心脏形。花1至数朵成腋生的伞形花序，花序柄与叶柄等长；萼片5片，花瓣5瓣，黄色；雄蕊10枚；子房心皮5枚，柱头头状。蒴果近圆柱形，有5棱，熟时裂开将种子弹出。种

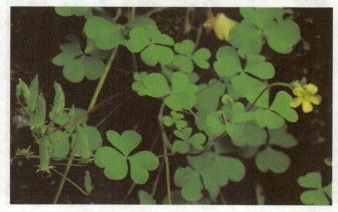

子小，褐色。花期5~7月。

【生境及分布】生于针叶林、针叶阔叶混交林、杂木林及灌丛下，耕地、荒地或路旁。我国多数地区有分布。

【药用部位及采收】药用地上部分。夏秋季采收全草，鲜用或晒干备用。

【性能功效】味酸，性寒。清热利湿，凉血散瘀，消肿解毒。

【单方验方】1．治湿热黄疸：酢浆草、夏枯草、车前草、茵陈各15g，水煎服。2．治关节扭伤肿痛：鲜酢浆草适量，捣烂取渣外包患处。3．治小便淋漓不畅：酢浆草、小通草各10g，水煎服。4．治烧烫伤红肿疼痛：鲜酢浆草、玉枇杷各适量，捣烂取汁外搽患处。

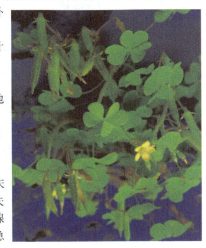

【药膳】鲜嫩茎叶洗净，开水汆后凉拌，炒熟或做汤食用。

【园艺价值】做地栽、盆栽观赏，观叶类。

【主要化学成分】全草含柠檬酸，苹果酸，酒石酸和草酸盐等。

【现代研究】临床上用于治疗神经衰弱失眠，肺炎，急性扁桃腺炎，上呼吸道感染，急性黄疸型肝炎，跌打损伤，泌尿道感染和烫伤等。

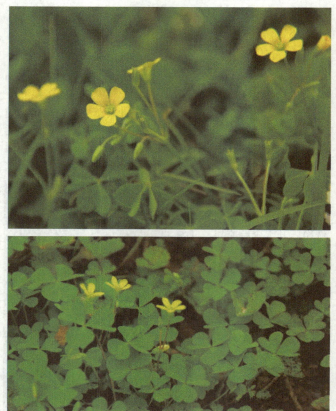

112 葎 草

【别名】葎草花。

【医籍记载】《新修本草》："主五淋，利小便，止水痢，除疟，虚热渴，煮汁及生汁服之。"

【来源】桑科植物葎草 *Humulus scandens* (Lour.) Merr.。

【形态特征】一年生或多年生蔓生草本，茎匍匐或缠绕。成株茎长可达5 m，淡绿色，有纵条棱，茎枝和叶柄上密生短倒向钩刺。单叶对生，掌状叶3~7深裂，裂片卵形或卵状披针形；边缘有锯齿，上面有粗刚毛，下面脉上有硬毛。花单性腋生，雌雄异株，雄花成圆锥状菜荑花序，花黄绿色，单朵细小；萼5裂，雄蕊5枚；雌花组成球状的穗状花序，有紫褐色且带

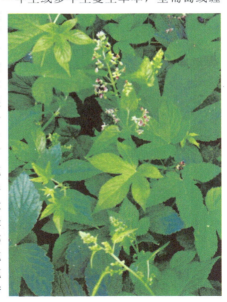

点绿色的苞片所包被，子房单一，花柱2枚。花期5~10月。聚花果果穗绿色，近球形；单果为瘦果，淡黄色。

【生境及分布】常缠绕生长于农作物、果树或灌木上。喜温暖湿润气候，适应性较强，在土层深厚、疏松肥沃、排水良好的砂质土壤中生长良好。分布于我国黄河中下游以南大部分地区。

【药用部位及采收】药用全草或带花全草。9~10月采收，割取地上部分，除去杂质，晒干备用。

【性能功效】味苦，性寒。镇咳祛湿，益肺气。

【单方验方】1. 治肺痨咳嗽：葎草、百合、矮地茶各30g，水煎服。2. 治湿热下注致小便涩痛：葎草、须须药、洋葱各30g，水煎服。3. 治小儿食积腹泻：葎草、地瓜藤各

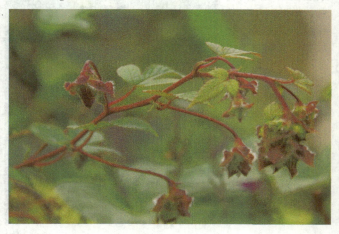

20g，水煎服。4.治疗疥癣、湿疹皮肤瘙痒：葎草、辣蓼各适量，水煎外洗。

【园艺价值】做地栽、地被或盆栽观赏，观叶类。

【主要化学成分】全草含木樨草素，葡萄糖苷，胆碱，天门冬酰胺及挥发油等。球果含葎草酮和蛇麻酮等。

【现代研究】药理研究显示，葎草有抑制金黄色葡萄球菌、肺炎双球菌、结核杆菌、炭疽杆菌等作用。大剂量注射可引发血尿。临床上用于治疗肺结核，湿疹，过敏性皮炎瘙痒，虫蛇咬伤和急性泌尿道感染等。

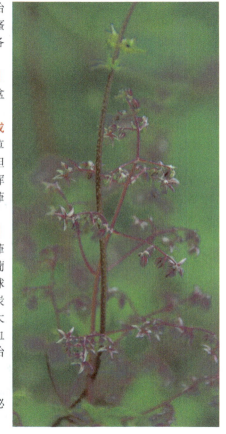

113 白 芍

【别名】芍药。

【医籍记载】《本经》："主邪气腹痛，除血痹，破坚积，寒热疝瘕，止痛，利小便，益气。"

【来源】芍药科植物芍药*Paeonia lactiflora* Pall.。

【形态特征】多年生草本，高50~80cm。根肥大，圆柱形或略呈纺锤形。茎直立，光滑无毛。叶互生，具长柄，二回三出复叶，小叶片椭圆形至披针形，先端渐尖或锐尖，基部楔形，全缘；叶缘具极细乳突，上面深绿色，下面淡绿

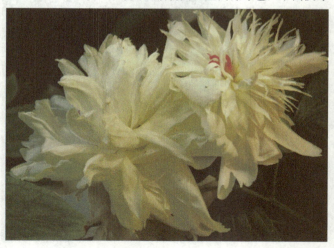

色；叶基部常有红色。花甚大，单生于花茎的分支顶端，每支花茎有花2~5朵；萼片3片，叶状；花瓣10瓣或更多，倒卵形，白色、粉红或红色；雄蕊多数，花药黄色；心皮3~5枚，分离。蓇葖果3~5枚。花期5~7月，果期6~7月。

【生境及分布】生于山坡、山谷的灌木丛、草丛中，各地有栽培。喜温暖湿润气候，耐严寒，耐旱，怕涝，宜选阳光充足、土层深厚、肥沃、疏松、富含腐殖质、排水良好的砂质壤土栽培为宜。分布于我国大多数地区。

【药用部位及采收】药用根。9~10月采挖栽培3~4年的根，除去地上茎及泥土，水洗，开水中煮5~15分钟至无硬心，竹刀刮去外皮，晒干或切片晒干备用。

【性能功效】味苦、酸，性凉。养血柔肝，缓急止痛，敛阴，止汗。

【单方验方】1. 治血虚证，面色萎黄或兼心悸：白芍、

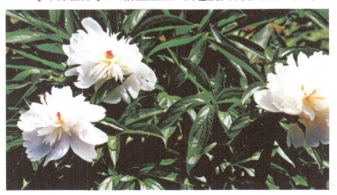

当归、川芎各10g，熟地黄10~15g，每日1剂，水煎，分3次服。2．治肝阳上亢头痛、眩晕：白芍12g，石决明、牡蛎、赭石、怀牛膝各15g，水煎服。3．治肝郁胁痛：白芍、当归各12g，柴胡、香附各10g，水煎服。4．治阴虚盗汗：白芍、生地、浮小麦各12g，水煎服。

【**园艺价值**】做地栽、地被或盆栽观赏，观花类。

【**主要化学成分**】根含芍药苷，氧化芍药苷，苯甲酰芍药苷，苯甲酰羟基芍药苷，牡丹酚原苷，白芍苷，苯甲酸以及鞣质，挥发油，胡萝卜苷，蔗糖等。

【**现代研究**】药理研究显示，白芍有镇痛，调节细胞免疫、体液免疫及巨噬细胞吞噬功能，调节子宫平滑肌，抗炎，扩张冠状动脉，降血压，抑制血栓形成，抗血小板聚集，保肝，解毒，抗肿瘤，抗诱变和抗菌等作用。临床上用于治疗头痛，胸痛，痢疾，阑尾炎，腓肠肌痉挛，习惯性便秘，病毒性肝炎，哮喘，肌肉痉挛综合征，面肌痉挛性抽搐和胃、十二指肠溃疡等。

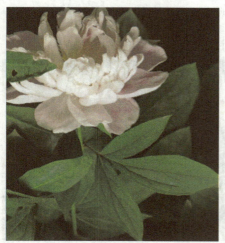

114 赤 芍

【别名】赤芍药。

【医籍记载】《本经》："主邪气腹痛，除血痹，破坚积，寒热疝瘕，止痛，利小便，益气。"

【来源】芍药科植物川赤芍*Paeonia veitchii* Lynch。

【形态特征】多年生草本。高30~120cm。根圆柱形。茎直立，有钝而粗的棱。叶互生，叶片宽卵形，小叶羽状分裂，叶片披针形，全缘，上面深绿色，下面淡绿色。花两性，2~4朵，生顶端或叶腋；萼片4片，宽卵形；花瓣6~9瓣，紫红色或粉红色；栽培者多为重瓣；雄蕊多数，花药黄色；心皮离生。蓇葖果。花期5~6月，果期7~8月。

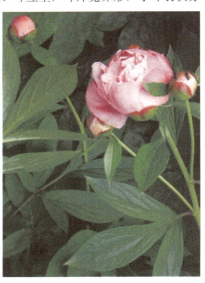

【生境及分布】生于海拔1800~3700m的山坡树林或林边路旁。分布于我国陕西、甘肃、青海和西藏等地。

【药用部位及采收】药用根。8~9月采挖，去除地上部分及泥土，晾晒至半干时，扎成小捆，晒至足干，备用。

【性能功效】味苦，性微寒。清热凉血，散瘀止痛。

【单方验方】1. 治斑疹吐衄：赤芍、牡丹皮、生地各12g，水煎服。2. 治血瘀经闭，痛经：赤芍、红花、桃仁、丹参各12g，水煎服。3. 治热毒痈肿疮疡：赤芍9g，银花15g，连翘、栀子各12g，水煎服。4. 治眼目红肿疼痛：赤芍、菊花、木贼、夏枯草各12g，水煎熏洗。

【园艺价值】做地栽、地被或盆栽观赏，观花类。

【主要化学成分】根含芍药苷、氧化芍药苷、苯甲酰芍药苷、白芍苷、芍药新苷、芍药内酯、鞣质、β-谷甾醇和挥发油等。

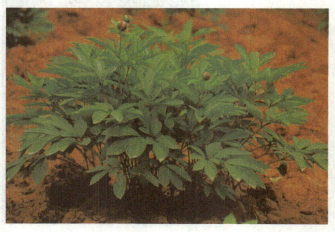

【现代研究】药理研究显示，赤芍有增加冠状动脉流量，改善心功能，提高耐缺氧能力，抗血栓形成，抗血小板聚集，降血糖，抗动脉硬化，抗肿瘤，保肝，抑制痢疾杆菌、伤寒杆菌和溶血性链球菌等作用。临床上用于治疗冠心病，急性黄疸型肝炎，慢性肾炎，顽固性血管神经性头痛，急性乳腺炎和鼻炎等。

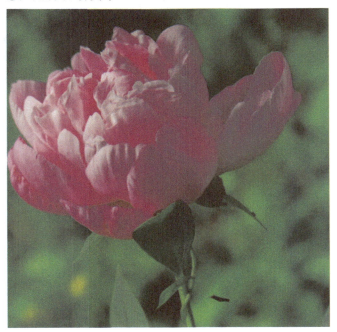

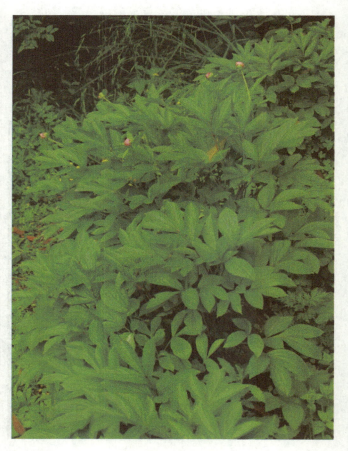

115　牡丹皮

【别名】丹皮。

【医籍记载】《本经》："主寒热；中风瘈疭、痉、惊痫邪气；除癥坚，瘀血留舍肠胃，安五脏，疗痈疮。"

【来源】芍药科植物牡丹*Paeonia suffruticosa* Andr.。

【形态特征】多年生落叶小灌木，高100~150cm。根茎肥厚。枝短而粗壮。叶互生，通常为2或3出复叶，有叶柄；小叶卵形或广卵形，顶生小叶片通常3裂，侧生小叶也有掌状3裂者；上面深绿色，无毛，下面略带白色，中脉上疏生白

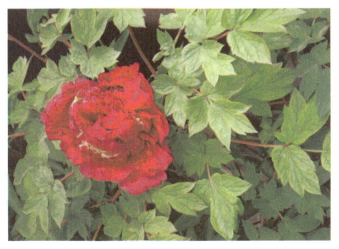

色长毛。花单生于枝端，大型；萼片5片，覆瓦排列，绿色；花瓣5瓣或多数，栽培多为重瓣花，玫瑰色、红色、紫色或白色；雄蕊多数；雌蕊2~5枚，绿色；花盘杯状。蓇葖果聚生。花期5~7月，果期7~8月。

【生境及分布】生于向阳、肥沃的土壤，常有栽培。喜温暖湿润气候，较耐寒，耐旱，怕涝，怕高温，忌强光，在土层深厚肥沃、疏松、排水良好的砂质壤土中生长较好。分布于我国各地。

【药用部位及采收】药用根皮。种子播种者4~6年采收，分株繁殖者3~4年采收。9月下旬至10月上旬地上部分枯萎时挖取根部，去泥土、须根，趁鲜抽出木心，晒干备用。

【性能功效】味苦、辛，性微寒。清热凉血，活血化瘀。

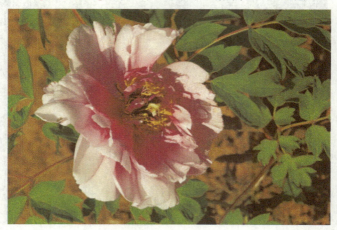

【单方验方】1．治温病热甚发斑、吐衄：牡丹皮、赤芍、生地黄、玄参各12g，水煎服。 2．治阴虚发热、夜热早凉：牡丹皮、青蒿、白薇各12g，鳖甲20g，水煎服。3．治跌打损伤瘀血肿痛：牡丹皮20g，当归15g，五灵脂12g，赤芍10g，水煎服，每日1剂。4．治肠痈腹痛：牡丹皮、大黄、芒硝、桃仁各9g，水煎服。

【园艺价值】做地栽、地被或盆栽观赏，观花类。

【主要化学成分】根皮含牡丹酚，牡丹酚苷，芍药苷，氧化芍药苷，苯甲酰芍药苷，牡丹酚原苷和牡丹酚新苷等。

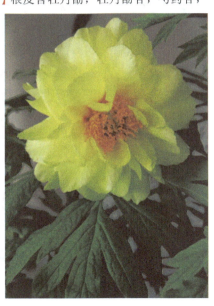

【现代研究】药理研究显示，牡丹皮有抑制痢疾杆菌、伤寒杆菌、大肠杆菌，镇静，镇痛，降温，解热，解痉及明显降压，抗凝血，抗炎，抗溃疡和解除平滑肌痉挛等作用。临床上用于治疗高血压病，原发性血小板减少性紫癜，过敏性鼻炎，皮肤瘙痒症及荨麻疹等。

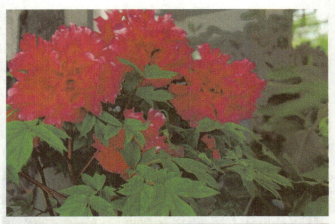

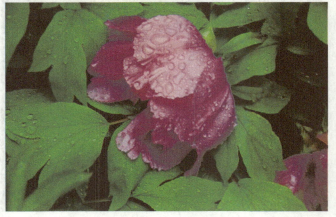

116　伸筋草

【别名】狮子草、分筋草。

【医籍记载】《本草拾遗》："主久患风痹，腰膝疼冷，皮肤不仁，气力衰弱。"

【来源】石松科植物石松 *Lycopodium japonicum* Thunb.。

【形态特征】多年生草本。主茎匍匐状蔓生，分支有叶疏生。侧枝直立，多回二叉分支。主枝的各小枝以钝角作广叉开的分出，末回小枝分叉形成"Y"样。叶螺旋状排列，线状披针形，全缘。孢子枝从第二、第三年营养枝上长出，孢

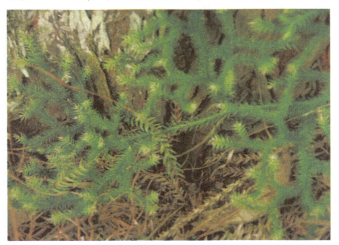

子囊穗圆柱形；孢子叶菱状卵形；孢子囊生于孢子叶腋，7~8月间成熟。

【生境及分布】生于山坡草地、灌丛下酸性土壤中。分布于我国大部分地区。

【药用部位及采收】药用全草。夏季采收，连根拔起，除去泥土，晒干备用或鲜用。

【性能功效】味苦，性温。祛风除湿，舒筋活血。

【单方验方】1．治风湿痹痛：伸筋草、大风藤、三角风各30g，水煎服。2．治手足麻木：伸筋草、络石藤、透骨香、吊岩风各20g，酒水各半煎服。3．治脚转筋：伸筋草、

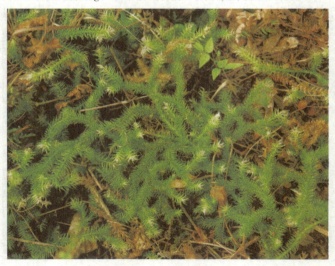

追风伞、木瓜各15g，水煎内服又外洗。4．治小儿高热：伸筋草、双蝴蝶、尖惊药各15g，水煎服。5．治皮肤瘙痒：伸筋草、辣蓼各适量，水煎外洗。

【园艺价值】做地栽、盆栽切花配叶观赏，观叶类。

【主要化学成分】全草含石松碱、棒石松宁碱、棒石松毒及烟碱等。

【现代研究】药理研究显示，伸筋草有明显的解热镇痛作用，石松碱对动物离体肠管有兴奋作用，对兔小肠蠕动有增强作用。临床上用于治疗风湿性关节疼痛，感冒咳嗽，脚转筋，水肿等。

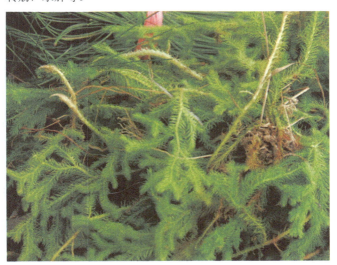

117 石 蒜

【别名】老鸦蒜，红花石蒜。

【医籍记载】《本草纲目拾遗》："治喉风，痰核，白火丹，肺痈，煎酒服；单双蛾，痰火气急，对口初起，洗痔漏。"

【来源】石蒜科植物石蒜*Lycoris radiate* (L.Herit.) Herb.。

【形态特征】多年生草本，鳞茎椭圆形或近球形，外被紫褐色鳞茎皮。叶丛生，带形，肉质，上面青绿色，背面粉绿色，全缘。花茎先叶抽出，伞形花序。有花4~6朵；芯苞膜质；花两性，红色，花被上部常反卷；雄蕊6枚；子房下位，

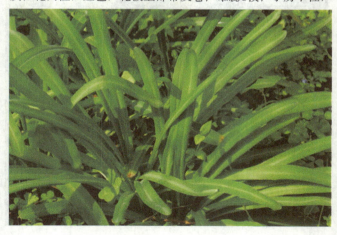

3室；花柱纤弱，很长。蒴果背裂。种子多数。花期6~8月，果期10~11月。

【生境及分布】生于山野林缘阴湿处。喜半阴，也耐暴晒，喜湿润，耐干旱。在腐殖质丰富的砂质壤土中生长良好。分布于我国长江以南各地。

【药用部位及采收】药用鳞茎。秋季将鳞茎挖出，选大者洗净晒干备用，小者做种。野生者四季可采，鲜用或洗净晒干备用。

【性能功效】味辛，性温；有毒。祛痰，利尿，解毒，催吐。

【单方验方】1. 治食物、农药中毒：石蒜3~10g，切细缓吞，再用羽毛探喉引吐。2. 治咳血、衄血：石蒜5g，和尚

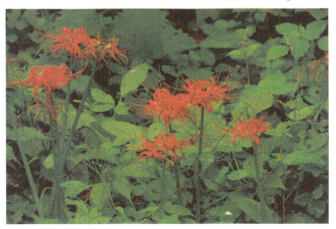

头15g，天花粉10g，石膏20g，混合研末，每次吞服3~5g。
3．治水肿：石蒜5g，四季红20g，水煎服。4．治蛇咬伤：石蒜10g，雄黄5g，捣烂外敷伤处。

【园艺价值】做地栽、盆栽观赏，观花类。6~8月观红色花。

【主要化学成分】鳞茎含高石蒜碱，石蒜伦碱，多花水仙碱，石蒜胺碱，石蒜碱，伪石蒜碱和石蒜西定醇，石蒜西定和果糖、葡萄糖、蔗糖等。

【现代研究】药理研究显示，石蒜有抑制胆碱酯酶，镇静、镇惊和解热，轻度降压，兴奋子宫，抗炎，抗过敏性休克和抗肿瘤等作用。石蒜碱有一定毒性。临床上用于治疗水肿，疔疮痈肿，蛇咬伤，痔疮以及口腔溃疡等。

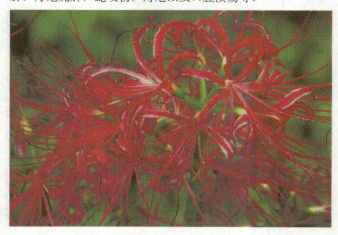

118　水　仙

【别名】水仙花，金盏银台，俪兰，水仙根。

【医籍记载】《本草纲目》：（花）"去风气。又疗妇人五心发热。……（鳞茎）治痈肿及鱼骨鲠。"

【来源】石蒜科植物水仙 *Narcissus tazetta* L. var. *chinensis* Roem.。

【形态特征】
多年生草本。鳞茎卵圆形。叶基生，扁平直立，质厚，先端钝，全缘，上面粉绿色。花茎扁平，约与叶等长；佛焰苞膜质，披针形，管状；花4~8朵排列成伞形花序，平伸而下倾，气味芳香，花梗突出苞外，花被高脚碟状，纤弱，裂片卵圆形，白色；副花冠浅杯状，淡黄色；雄蕊6枚；子房

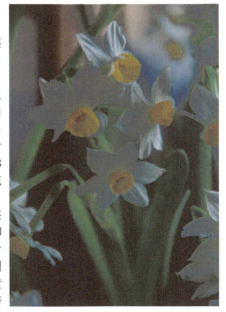

下位，3室，胚珠多数。蒴果背部开裂。种子多数。

【生境及分布】多栽种于花圃中。喜温暖湿润和阳光充足的环境，喜水，耐肥，耐干旱。在富含有机质、水分充足又排水良好的砂质壤土中生长良好。分布于我国华南、西南等地。

【药用部位及采收】药用花和鳞茎。花：春季采花，鲜用或晒干备用。鳞茎：春秋季采挖鳞茎，洗净泥沙，开水烫后，切片晒干备用或鲜用。

【性能功效】花：味辛，性微寒。祛风除热，活血调经。鳞茎：味苦、辛，性寒；有毒。清热解毒，散结消肿。

【单方验方】花：1. 治妇人五心发热：水仙花、干荷叶、赤芍药等份，为末，白汤送服，每次服6g。2. 治痢疾：

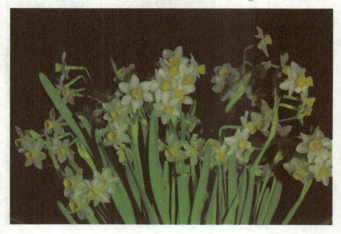

水仙花12g，白糖15g，水煎服。

　　鳞茎：1．治齿龈肿痛：水仙鳞茎，加适量面粉，捣烂敷面颊部。2．治疖腮：水仙鳞茎、马勃各适量，捣烂外敷痛处。

　　【园艺价值】做地栽、盆栽观赏，观花类。

　　【主要化学成分】鲜花含挥发油，芸香苷，石蒜碱，葡萄糖，果糖，硬脂酸，亚麻酸，α-香树脂醇，胡萝卜素，叶绿素和香草醇等。鳞茎含石蒜碱，多花水仙碱，淀粉，磷及蛋白质等。

　　【现代研究】药理研究显示，水仙花有抗肿瘤，抑制金黄色葡萄球菌、肺炎链球菌、大肠杆菌等作用。临床上花用于治疗痢疾，鳞茎用于治疗痈毒肿痛，腮腺炎，乳腺包块，跌打损伤疼痛和小儿发热惊风等。

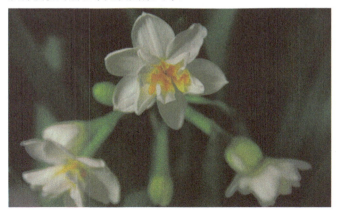

119 瞿 麦

【别名】巨句麦，山瞿麦。

【医籍记载】《本经》："主关格诸癃结，小便不通；出刺；决痈肿；明目去翳；破胎堕子，下闭血。"

【来源】石竹科植物瞿麦 *Dianthus superbus* L.或石竹 *Dianthus chinensis* L.。

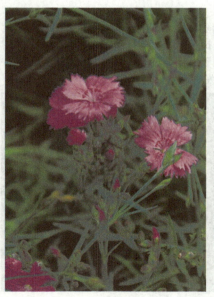

【形态特征】瞿麦：多年生草本，高达1m。茎丛生，直立，无毛，上部二歧分支，节明显。叶对生，线形或线状披针形，先端渐尖，基部呈短鞘状包茎，全缘，无毛。两性花，单生或数朵集成稀疏歧式分支的圆锥花序，花梗长达4cm；花萼圆筒形，淡紫红色；花瓣5瓣，淡红色、白色或淡紫红色；雄蕊10枚，花柱2枚，细长。蒴果长圆形。种子黑色。

【生境及分布】生于山坡、草地、路旁或林下。耐寒，喜潮湿，忌干旱。以砂质壤土栽培为宜。分布于我国各地。

【药用部位及采收】药用地上部分。夏秋季花果期割取全草，除去杂质和泥土，切段或全株晒干备用。

【性能功效】味苦，性寒。利小便，清湿热，活血通经。

【单方验方】1.治热淋、小便涩痛：瞿麦、车前子、滑石、萹蓄各10g，水煎服。2.治血淋：鲜瞿麦30g，仙鹤草15g，炒栀子9g，白茅根6g，水煎服。3.治石淋，小便涩痛不可忍：瞿麦30g，车前子45g，滑石45g，葳蕤30g，水煎后去渣，食前温服。4.治妇女经闭：瞿麦、大黄、木通各12g，研末，水酒同煎，食前温服。

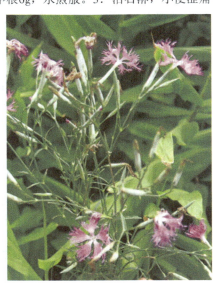

【园艺价值】做地栽、地被或盆栽观赏，观花叶类。

【主要化学成分】瞿麦带花全草含黄酮类和花色苷物质，维生素A样物质，皂苷，糖类和钾盐等。

【现代研究】药理研究显示，瞿麦有利尿，抑制大肠杆菌、伤寒杆菌、绿脓杆菌和金黄色葡萄球菌，兴奋肠管，抑制心脏，降低血压，影响肾血容量等作用。临床上用于治疗泌尿系感染，妇女外阴糜烂，皮肤湿疮、湿疹和尿路结石等。

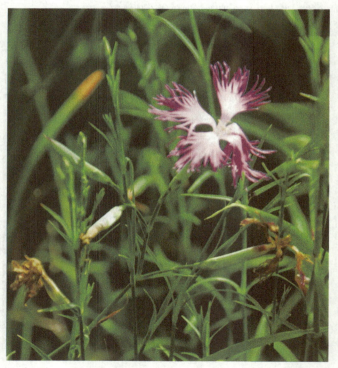

120 三品一枝花

【别名】地沙。

【医籍记载】《贵州民间药物》："健脾，润肺。"

【来源】水玉簪科植物三品一枝花 *Burmannia coelestis* D.Don。

【形态特征】多年生直立草本，高10~25cm。根茎短，须根细。茎纤细，单生，有时分支。基生叶旋叠状，线形或披针形；茎生叶互生，与基生叶同形，愈往上愈小。花蓝紫色或粉红色；3~7朵，顶生；花被管状，有翅3条；裂片6片；雄蕊3枚；子房下位。种子多而小，条形。花期5~11月。

【生境及分布】生于溪边或阴湿草地。喜温暖气候。在排水较好的坡地上生长良好。分布于我国

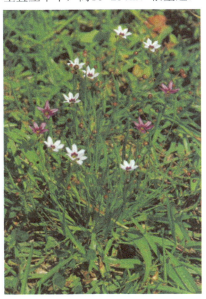

西南、华东和华南等地。

【**药用部位及采收**】药用根及根茎。秋季采挖，除去茎叶，洗净晒干备用。

【**性能功效**】味甘，性平。补肺，止血，消肿敛疮。

【**单方验方**】1．治小儿疳积：三品一枝花、地星宿各20g，蒸鸡肝吃。2．治小儿蛔虫腹痛：三品一枝花、粉条儿菜各20g，水煎服。3．治消化不良：三品一枝花20g，鱼鳅串30g，水煎服。

【**园艺价值**】做地栽、地被或盆栽观赏，观花叶类。

【**现代研究**】临床上用于治疗小儿消化不良，蛔虫病和营养不良等。

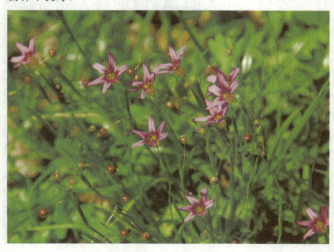

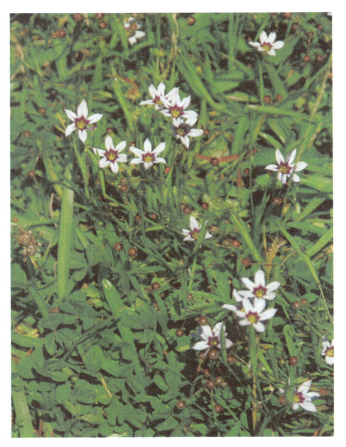

121 荷

【别名】莲肉，藕，藕节，荷叶，莲子。

【医籍记载】《本经》：（莲子）"主补中，养神，益气力。"《药性论》：（藕）"捣汁饮，主吐血不止及口鼻并皆治之。"《日华子本草》：（叶）"止渴，并产后口干，心肺燥，烦闷。"《本草纲目》：（藕节）"能止咳血，唾血，血淋，溺血，下血，血痢，血崩。"

【来源】睡莲科植物莲 *Nelumbo nucifera* Gaertn.。

【形态特征】多年生水生草本。根茎肥厚横走，外皮黄白色，节部缢缩。叶片圆盾形，高出水面，直径30～90cm，

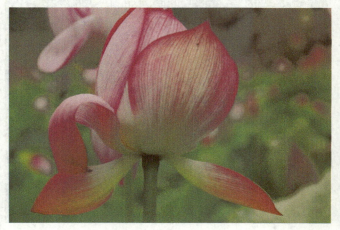

全缘，稍成波状，上面暗绿色，下面淡绿色；叶柄生于叶背中央，中空。花梗与叶柄等高或略高；花大，单一，顶生，粉红色或白色；萼片4～5片；花瓣多数；雄蕊多数，花药线形，黄色；心皮多数，花托倒圆锥形，有小孔20～30个，每孔内有1个椭圆形子房。坚果椭圆形或卵形，果皮坚硬，内有种子1枚。花期7～8月，果期9～10月。

【生境及分布】生于水边、池塘、湖沼或水田内。喜温暖湿润气候，20~30℃最适宜茎叶生长和开花结果，水位最高不应淹没叶片。我国大部分地区有分布。

【药用部位及采收】药用种子（药名为"莲子"）、肥大根茎（药名为"藕"，其节药名为"藕节"）、叶（药名为"荷叶"）。莲子：9~10月果实成熟时，剪下莲蓬，趁

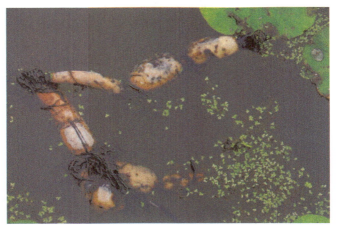

鲜快刀划开果实，剥去壳皮，晒干备用。藕：秋冬季或春初采挖，多鲜用。荷叶：6~7月花未开时采收，除去叶柄，晒至七八成干，对折成半圆形，晒干备用或鲜用。藕节：秋冬季或春初采挖根茎，洗净泥土，切下节部，除去须根，晒干备用。莲子心及莲蓬亦可入药。

【性能功效】莲子：味甘、涩，性平。养心安神，补脾益肾，涩精止泻。鲜藕：味甘，性寒。清热、凉血，散瘀。荷叶：味苦、涩，性平。清暑利湿，升发清阳。藕节：味甘、涩，性平。散瘀止血。

【单方验方】

莲子：1．治久泻久痢：老莲子（去心）100g，研末，每次服3~5g，陈米汤送下。2．治病后水谷不消：莲子、粳米各120g，茯苓60g，共研为末，砂糖调和，每次服30g，白汤送下。3．治虚烦、心悸、失眠：莲子、酸枣仁、茯苓、远志各12g，水煎服。4．治肾虚遗精、滑精：

鲜莲子肉60g，沙苑子、芡实、龙骨各6g，水煎服。

藕：1．治暑热烦渴不止：鲜藕适量，捣烂取汁500ml，入生蜜一勺，搅令匀，不计时候，分为二服。2．治霍乱吐泻渴不止：生藕30g(洗，切)，生姜一个(洗，切)，研绞取汁，每日服3次。3．治痰热咳嗽：鲜藕汁、鲜梨汁各100ml，混和饮服。4．治小便热淋：鲜藕汁、生地黄汁、鲜葡萄汁各等份，每次50~60ml，加蜂蜜温服。

荷叶：1．治血热妄行吐血、衄血：鲜荷叶、鲜艾叶、鲜柏叶、鲜生地各等份，捣烂为丸如鸡子大，每次服1~2丸，开水送下。2．治中暑：鲜荷叶、鲜芦根各30g，扁豆花6g，水煎服。3．治暑邪伤肺咳嗽：鲜荷叶、鲜金银花、西瓜翠衣、鲜枇杷叶各6g，水煎服。

藕节：1．治吐血、咯血、衄血：鲜藕节适量，捣汁饮服。2．治大便下血：藕节晒干，每用7个，和白蜜7茶匙，水2碗，煎成1碗服。

【药膳】鲜嫩荷叶洗净，做汤食用，或放置蒸笼底、包食品等；干荷叶开水泡后代茶饮服。鲜根茎名藕，洗净后生吃，或凉拌、炒、蒸、炖汤食用；藕干燥后可以制作蜜饯、果脯食用。莲子鲜品洗净后炖汤，或制作甜品食用；干燥莲子制成淀粉，开水冲服。

【园艺价值】栽种于池塘、水田中或河边等水域，观花观叶类。

【主要化学成分】莲子含淀粉，棉籽糖，蛋白质，脂肪，碳水化合物，钙，磷，铁等。藕含儿茶酚，新绿原酸，天冬酰胺，淀粉，蛋白质和维生素C等。藕节含鞣质和天门冬素等。叶含莲碱，荷叶碱，原荷叶碱，亚美罂粟碱，前荷叶碱，N-去甲基荷叶碱，D-N-甲基乌药碱，番荔枝碱，槲皮素，异槲皮苷，莲苷，草酸，酒石酸，琥珀酸，鞣质等。

【现代研究】药理研究显示，莲子有降血压，抗心律失常作用。临床上莲子用于治疗夜寐多梦、遗精、淋浊、久痢、崩漏带下、腰痛等。藕用于治疗外感暑热口渴，急性胃肠炎吐泻不止，急性膀胱炎小便热痛和感冒发热痰多咳嗽等。荷叶用于治疗暑热外感，小便不利，慢性子宫颈炎，赤白带下和男子遗精等。藕节用于治疗各种出血。

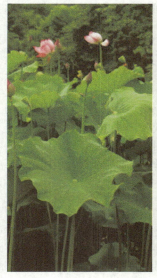
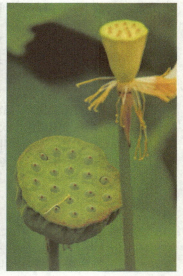

122 芡

【别名】芡实，鸡头实。

【医籍记载】《本经》："主治湿痹腰脊膝痛，补中除暴疾，益精气，强志，令耳目聪明。"

【来源】睡莲科植物芡 *Euryale ferox* Salisb. 。

【形态特征】多年生水生草本。全株具尖刺。根茎粗壮而短，具白色须根及不明显的茎。叶大型；初生叶沉水，箭形或椭圆肾形，叶柄无刺；后生叶浮于水面，革质，椭圆形至圆形，上面深绿色，下面深紫色；叶脉凸起，边缘上折。花单生，昼开夜合，萼片4片，内面紫色，花瓣多数，长圆状披针形，紫红色；雄蕊多数，子房下位，心皮8个。浆果球形，暗紫红色。种子球形，黑色。花期7~8月，果期8~9月。

【生境及分布】生于池塘及水田中。喜温暖湿润、阳光充足气候。适温20~30℃，水深60~120cm。在水位比较稳定，有一定疏松污泥的池塘、水库或沟渠中生长良好。分布于我国东北、华北、华东、华中及西南等地。

【药用部位及采收】药用成熟种仁（药名为"芡实"）。9~10月间分批采摘。割去叶片，收获果实，捞取自行散落在水面的种子；果实采回后用棒击破带刺外皮，取出种子洗净，阴干备用。

【性能功效】味甘、涩，性平。固肾涩精，补脾止泻。

【单方验方】1. 治小便混浊：芡实30g，白果10枚，糯米30g，煮粥食用，每日1次。2. 治带下清稀：芡实15g，海螵蛸、菟丝子各12g，水煎服。3．治脾虚久泻不止：芡实、莲子肉、白术各12g，党参15g，茯苓9g，共研末，每次3~6g，米汤吞服，每日2~3次。

【药膳】种仁鲜用或干制。炖汤、熬粥食用，或加工成淀粉使用。

【园艺价值】池塘、河边栽种，观花叶类。

【主要化学成分】芡实含淀粉，蛋白质，脂肪，钙，磷，铁及维生素B_1，维生素B_2，维生素C，烟酸，胡萝卜素等。

【现代研究】临床上用于治疗遗精、滑精，白带增多，慢性前列腺炎和肾炎蛋白尿等。

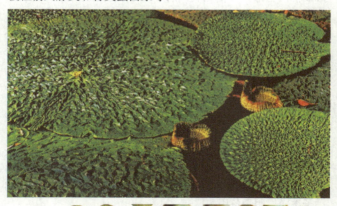

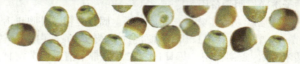

123 金丝桃

【别名】五心花，金丝海棠。

【医籍记载】《浙江民间常用草药》："清热解毒，祛风湿，消肿。"

【来源】藤黄科植物金丝桃 *Hypericum chinense* L.。

【形态特征】半常绿小灌木，高约70cm。小枝圆柱形，秃净。叶对生无柄，纸质，长椭圆形，先端钝尖，基部楔形，抱茎、全缘。聚伞花序顶生；花鲜黄色；萼片5片，花瓣5瓣。蒴果圆球形。花、果期6~8月。

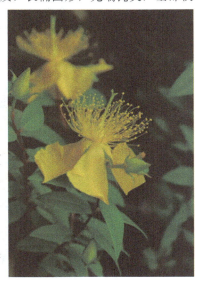

【生境及分布】生于山坡、路边及沟旁。分布于河北、陕西、山东、江苏、安徽、江西、福建、台湾、河南、湖北、湖南、广东、广西、四川和贵州等地。

【药用部位及采收】药用全株。四季均可采收，洗净，晒干备用。

【性能功效】味苦，性凉。散瘀消肿，清热解毒，祛风湿。

【单方验方】1．治妇女癥瘕：金丝桃、六月雪、风轮菜各20g，水煎服。2．治月经不调：金丝桃、花蝴蝶、连钱草各20g，水煎服。3．治黄疸：金丝桃、凤尾草、酸汤秆各15g，水煎服。4．治痢疾：金丝桃15g，刺梨根20g，水煎服。5．治犬咬伤：金丝桃叶适量，捣烂外敷。

【园艺价值】作为花木、植篱、地被栽种，观花类。4~6月观金黄色花。

【主要化学成分】全株含挥发油，黄酮类和金丝桃素等。

【现代研究】临床上用于治疗月经不调，黄疸型肝炎，痢疾和尿路感染，小便淋漓涩痛等。

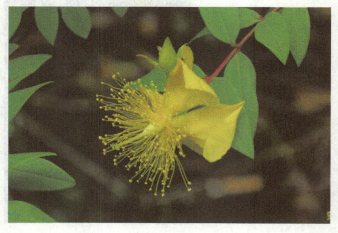

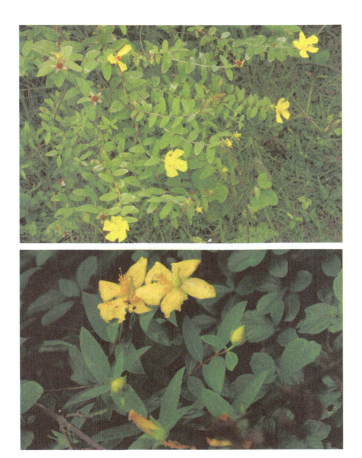

124 元宝草

【别名】对月草，对月莲。

【医籍记载】《本草从新》："补阴，治吐血，衄血。"

【来源】藤黄科植物元宝草 *Hypericum sampsonii* Hance。

【形态特征】多年生草本，高约60cm，光滑无毛。茎直立分支，圆柱形。叶对生，长椭圆状披针形，先端钝圆，全缘，两叶基部联合为一体，茎贯穿其中，密生黑色腺点。聚伞花序顶生，花小、黄色；萼片5片，花瓣5瓣。蒴果卵圆形，长约7cm，具赤褐色腺点。花期6~7月。

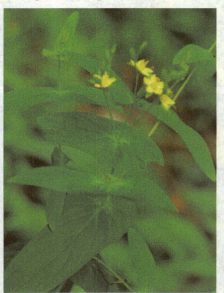

【生境及分布】生于山坡草丛、旷野路旁阴湿处。我国长江以南各地至

台湾有分布。

【药用部位及采收】药用全草。夏秋季采收全草，洗净，晒干备用或鲜用。

【性能功效】味辛、苦，性寒。活血调经，散瘀消肿。

【单方验方】1. 治月经不调：元宝草、对叶莲各10g，水煎服。2. 治痛经，闭经：元宝草、马蹄当归各20g，甜酒水煎服。3. 治吐血，衄血：元宝草、地锦、梧桐子各15g，水煎服。4. 治蛇咬伤：元宝草、风斗菜各适量，捣烂敷。5. 治疮痈：元宝草适量，捣烂外敷。

【园艺价值】做地栽、地被、插花观赏，观花类。叶形奇特，5～8月观黄色花。

【主要化学成分】全草含黄酮类，挥发油和生物碱等。

【现代研究】临床上用于治疗月经不调，痢疾，乳腺炎，咳嗽，慢性咽喉炎，肺结核咯血，毒蛇咬伤，乳汁不通等。

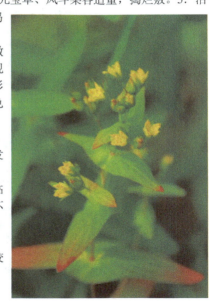

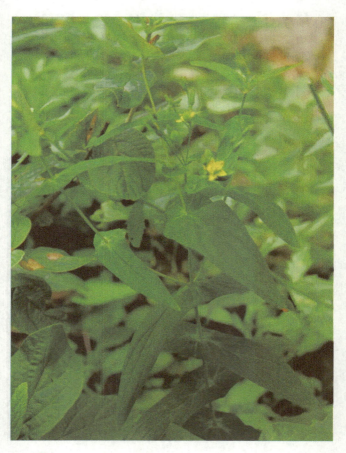

125 石菖蒲

【别名】菖蒲，昌阳，剑草。

【医籍记载】《本经》："主风寒湿痹，咳逆上气，开心孔，补五脏，通九窍，明耳目，出音声。"

【来源】天南星科植物石菖蒲*Acorus tatarinowii* Schott。

【形态特征】多年生草本。根茎横卧，肉质，外皮黄褐色，须根多数。叶根生，剑状线形，暗绿色，有光泽，叶脉平行，无中脉。花茎扁三棱形；佛焰苞叶状；肉穗花序；花两性，淡黄绿色，密生；花被6片，倒卵形；雄蕊6枚，花药黄色；子房长椭圆形。浆果肉质，倒卵形。花期6~7月，果期8月。

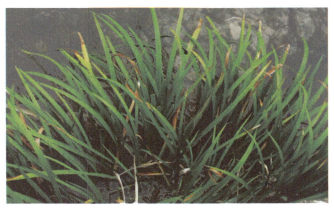

【生境及分布】生于山涧泉流附近的水石间。喜冷凉湿润气候，阴湿环境，耐寒，忌干旱。宜选沼泽湿地或灌水方便的砂质壤土、富含腐殖质壤土栽培。分布于我国长江以南各地。

【药用部位及采收】药用根茎。栽后3~4年采收，早春或冬末挖出根茎，剪去叶片及须根，洗净晒干，撞去毛须，备用。

【性能功效】味辛，性温。开窍豁痰，醒神健脑，化湿和胃。

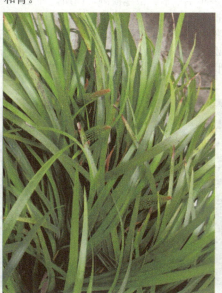

【单方验方】
1. 治高热、神昏谵语：石菖蒲12g，郁金、半夏各10g，竹沥50~100ml，水煎服。2. 治湿浊中阻、脘闷腹胀：石菖蒲12g，砂仁、苍术、厚朴各6g，水煎服。3. 治癫痫抽搐：石菖蒲煎剂（每30ml含石菖蒲干品9g），口服，每次10ml，每日3次。30日为1个疗程。4. 治小儿卒然音哑：菖蒲为丸，

每服一钱（3g），麻油泡汤调下。（《普济方》菖蒲散）

【园艺价值】做地栽或点缀配水景观赏，观叶类。9~10月还可观红色果。

【主要化学成分】根茎含挥发油，油中有 α-细辛脑（醚）、β-细辛脑、γ-细辛脑、榄香脂素、细辛醛、百里香酚等；还含有苯丙素类，单萜类，倍半萜类和黄酮类等。

【现代研究】药理研究显示，石菖蒲对中枢神经系统有镇静、解痉、催眠，抗惊厥、促进体力和智力，减慢心率，抗心律失常，降脂，杀蛔虫等作用。临床上用于治疗风湿病，痈疽疥癣，跌打损伤，癫痫，肺性脑病，腹泻腹痛，慢性气管炎，小儿肺炎和支气管炎等。

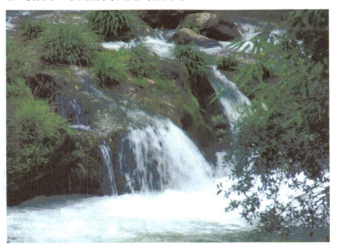

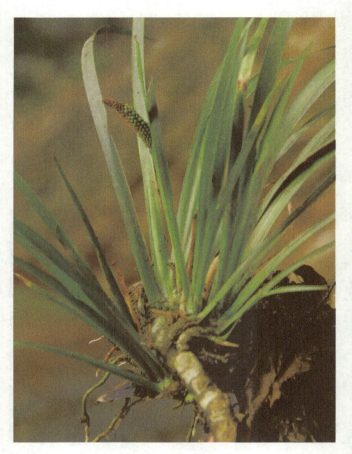

126 大浮萍

【别名】水浮莲，水浮萍。

【医籍记载】《生草药性备要》："治酒风脚痛，煲食；亦擦汗斑，能散皮肤血热，又治麻风，下私胎，煲水熏之。"

【来源】天南星科植物大藻*Pistia stratiotes* L.。

【形态特征】水生漂浮植物。有多数长而悬垂的根，须根羽状，密集。叶簇生成莲座状；叶片倒卵形、倒三角形、扇形至倒卵状长楔形，先端截头状或浑圆，基部厚，两面被毛，叶脉扇状伸展。佛焰苞白色，外被茸毛；肉穗花序短于佛焰苞，花单性同序；雄蕊2枚；子房卵圆形，1室。浆果小，卵圆形。种子圆柱形。花期5~11月。

【生境及分布】喜欢高温多雨的环境，适宜在平静的淡水池塘、沟渠中生长。分布于我国长江以南各地。

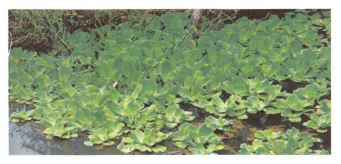

【**药用部位及采收**】药用全草。夏季采收,除去须根,洗净,鲜用或晒干备用。

【**性能功效**】味辛,性寒。疏风透疹,利尿除湿,凉血活血。

【**单方验方**】1. 治荨麻疹皮肤瘙痒:大浮萍、亚麻仁、皂角刺、白蒺藜、海桐皮各12g,水煎服。2. 治跌打伤痛:大浮萍鲜草适量,酌加冰糖捣烂,加热外敷。3. 治无名肿毒:鲜大浮萍适量,捣烂外包患处。

【**园艺价值**】栽于水湿地观赏,观叶类。

【**主要化学成分**】叶中含牡荆素,微量荭草素,木樨草素-7-葡萄糖苷,矢车菊素-3-葡萄糖苷,亚油酸,蛋白质,β-胡萝卜素和多酚类化合物等。

【**现代研究**】临床上用于治疗过敏性皮炎,跌打损伤肿痛,水肿和皮肤汗斑等。

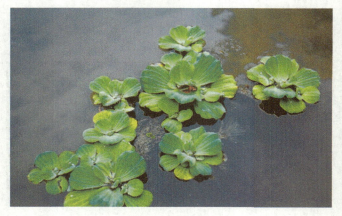

127 青葙子

【别名】青箱，草蒿。

【医籍记载】《本经》：（茎叶）"主邪气皮肤中热，风瘙身痒。（种子）疗唇口青。"

【来源】苋科植物青葙*Celosia argentea* L.。

【形态特征】一年生草本，全体无毛。茎直立绿色或红紫色，通常分支。叶互生，披针形或椭圆状披针形，先端渐尖，基部下延成叶柄，全缘。穗状花序单生于茎顶或分支末端；花着生甚密，花被5片，雄蕊5枚，花药粉红色，"丁"字形着生，子房长圆形。胞果球形盖裂；种子数粒。花期5~7月，果期7~9月。

【生境及分布】生于荒野路旁、山沟、河滩、沙丘等向阳处。喜温暖湿润气候，不甚耐寒，喜光。适宜在肥沃、排

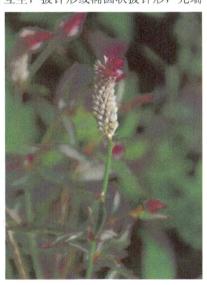

水良好的砂质壤土栽培。我国大部分地区有分布或栽种。

【**药用部位及采收**】药用成熟种子，茎叶。种子：7~9月种子成熟，割取地上部分或摘取果穗，搓出种子，过筛，去杂质，晒干备用。茎叶：夏季采收，鲜用或晒干备用。

【**性能功效**】种子：味苦，性寒。疏风热，清肝火，明目退翳。茎叶：味苦，性寒。清热燥湿，杀虫止痒，凉血止血。

【**单方验方**】种子：1．治夜盲目翳：青葙子15g，乌枣30g，开水冲炖，饭前服。2．治视物不清：青葙子6g，夜明沙60g，蒸鸡肝或猪肝食。3．治暴发火眼，目赤涩痛：青葙子、黄芩、龙胆草各9g，菊花12g，生地15g，水煎服。4．治白带、月经过多：青葙子18g，响铃草15g，配猪瘦肉炖服。5．治鼻衄血不止：鲜青葙子，捣烂取汁灌鼻。

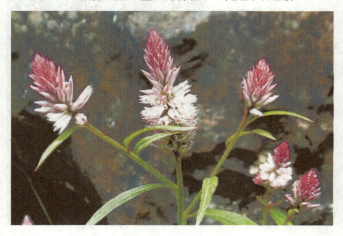

茎叶：1.治小儿小便混浊：青葙子鲜全草15~30g，青蛙1只，炖服。2.治妇女阴痒：青葙子茎叶90~120g，水煎，熏洗。3.治痈肿疮疖：青葙子鲜茎叶适量，捣烂外敷。

【园艺价值】做地栽、盆栽观赏，观花类。6~10月观粉红色花。

【主要化学成分】种子含脂肪油，淀粉，烟酸及丰富的硝酸钾。其所含脂肪油称为青葙子油脂。全草含多量草酸等。

【现代研究】药理研究显示，青葙子有降血压，降血脂及抗动脉粥样硬化的作用，油脂有扩瞳作用。临床上种子用于治疗高血压病，急性结合膜炎，风疹和湿疹等。茎叶用于治疗皮肤瘙痒，湿疹，痈疮，阴道炎等。

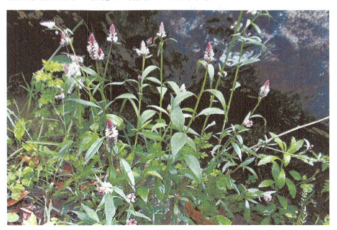

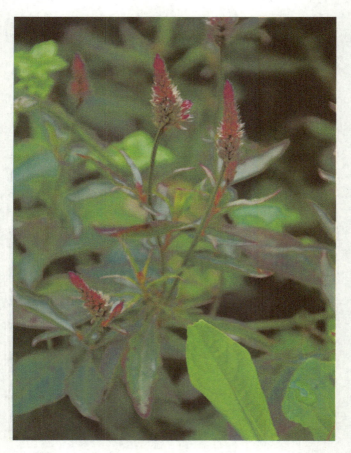

128 蒲 黄

【别名】香蒲，毛蜡烛。

【医籍记载】《本经》："主心腹膀胱寒热，利小便，止血，消瘀血。"

【来源】香蒲科植物狭叶香蒲*Typha angustifilia* L.或东方香蒲*Typha orientalis* Presl。

【形态特征】狭叶香蒲：多年生草本，高1.5~3m。根茎匍匐，须根多。叶长线形，叶鞘圆筒形，半抱茎。花小，单性，雌雄同株，穗状花序长圆柱形；雌雄花序离生；雄花序在上部，雌花序在下部；花被均退化。坚果细小。花期8~9月。

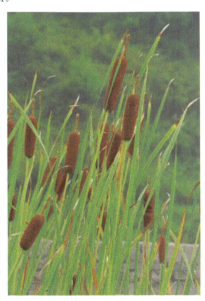

【生境及分布】生于池塘及水沟边。喜温暖湿润气候和潮湿环境。选择向阳、肥沃的池塘边或浅水处栽培。分布于我国大部分地区。

【**药用部位及采收**】药用花粉。6~7月花期，选择晴天，用手把雄花勒下，晒干搓碎，筛去杂质，收集花粉备用。

【**性能功效**】味甘、辛，性凉。凉血止血，活血消瘀。

【**单方验方**】1．治月经过多：蒲黄、泥胡菜各20g，水煎服。2．治产后多汗：蒲黄10g，夜寒舒30g，水煎服。3．治小便不利：蒲黄、水灯芯各20g，水煎服。4．治小儿疳积：蒲黄、六角英各10g，水煎服。5．治外伤出血：蒲黄适量，捣烂敷伤处。

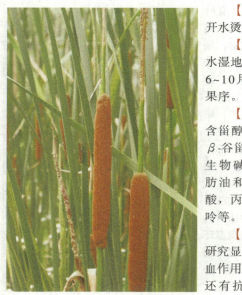

【**药膳**】其嫩叶芽开水烫后，凉拌食用。

【**园艺价值**】栽于水湿地观赏，观果类。6~10月观褐红色穗状果序。

【**主要化学成分**】含甾醇类（α-谷甾醇，β-谷甾醇），黄酮类，生物碱，挥发油，脂肪油和亮氨酸，缬氨酸，丙氨酸，6-氨基嘌呤等。

【**现代研究**】药理研究显示，蒲黄有促凝血作用，炒炭后更强；还有抗血小板聚集作用，阻碍血栓形成，降血压，抗心肌缺血，改善微循环和抗动脉粥样硬化等作用。临床上用于治疗功能性子宫出血，高脂血症，冠心病心绞痛，宫外孕，膀胱炎和尿道炎等。

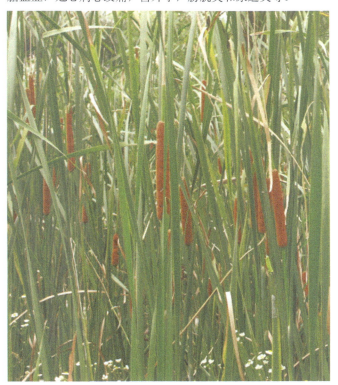

129 来江藤

【别名】猫咪花，蜜桶花。

【医籍记载】《贵州民间药物》："治痢疾，消浮肿，止咳血。"

【来源】玄参科植物猫咪花*Brandisia hancei* Hook.f.。

【形态特征】常绿倾斜状灌木。全株有黄锈色星状茸

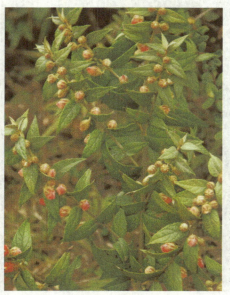

毛。叶对生，有短柄；小叶卵状披针形，先端渐尖，基部心形，全缘或微带波状，幼时两面密被锈色星状茸毛；叶脉在背部明显。花单生于叶腋，单一或成对；花萼钟状，5齿裂；花冠漏斗形，橙黄色或淡棕色，有毛，形似猫头；雄蕊4枚，2强；花柱线状，柱头单一。蒴果卵圆形，顶端尖。种子小，

有膜质延长的翅。花期10月至次年3月。

【生境及分布】生于半阴坡处的石岩缝隙或山坡草丛中。分布于我国中南及西南等地。

【药用部位及采收】药用全草。全年可采，切段，鲜用或晒干备用。

【性能功效】味苦、甘，性凉。清热解毒，排脓生肌，祛风利湿。

【单方验方】1. 治附骨疽：来江藤60g，浸酒500ml，早晚各服30ml；并用牛皮胶在水中泡拉成条状插入瘘管内，牛皮胶溶化时，脓随之流出。2. 治跌打损伤肿痛：来江藤10g，四块瓦3~5g，水酒煎服。3. 治湿热黄疸：来江藤、矮地茶、崩大碗各15g，水煎服。

【园艺价值】作为花木、藤木栽种，观花类。10月至次年3月观橘红色或橙红色花。

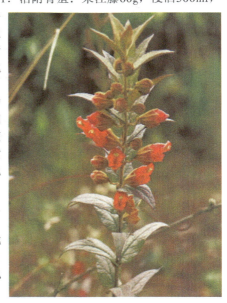

【主要化学成分】全草含洋丁香酚苷，金石蚕苷，甘露醇和卫矛醇等。

【现代研究】药理研究显示，来江藤有抗病毒，抗菌，兴奋神经和降脂等作用。临床上用于治疗慢性骨髓炎，急性黄疸型肝炎，感冒发热，风湿病关节疼痛和跌打损伤肿痛等。

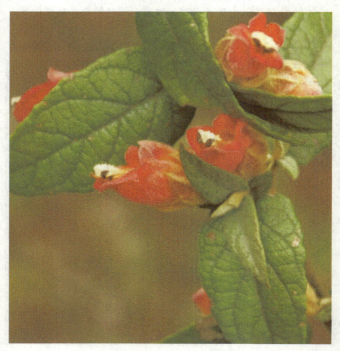

130　马先蒿

【别名】马屎蒿，马新蒿。

【医籍记载】《本经》："主寒热；鬼疰；中风湿痹；女子带下病，无子。"

【来源】玄参科植物返顾马先蒿Pedicularis resupinata L.。

【形态特征】多年草本，高30~70cm。根多数丛生，细长纤维状。茎直立，粗壮中空，方形有棱。叶互生或有时对生，卵形至长圆状披针形，先端渐狭，基部广楔形或圆形，边缘具钝圆的重齿，叶柄短。花单生于茎枝上部的叶腋；萼前方深裂；花淡红色至紫红色，上唇盔状，下唇大；雄蕊花丝前面1对有毛。蒴果斜长圆形。花期6~8月，果期8~9月。

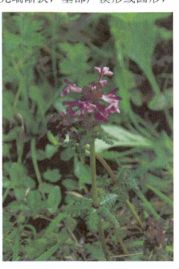

【生境及分布】生于草地及林缘。分布于我国大部分地区。

【药用部位及采收】药用全草和根。秋季采挖，去净茎叶和泥土，晒干备用。

【性能功效】味苦，性平。祛风湿，利尿通淋，攻毒杀虫。

【单方验方】1. 治大疯癞疾，眉须脱落，身体痒痛：马先蒿，炒捣末，每服方寸匕，食前温酒下，一日3次。2. 治风湿痹证：马先蒿根15g，水煎服。3. 治疥疮：马先蒿根适量，煎汤外洗患处。

【园艺价值】做地栽、盆栽或切花观赏，观花类。观粉红色或紫色花。

【现代研究】临床上用于治疗风湿性关节炎疼痛，疥疮，尿路结石致小便排泄不畅等。

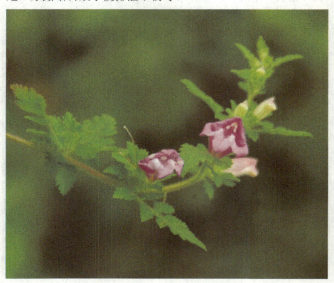

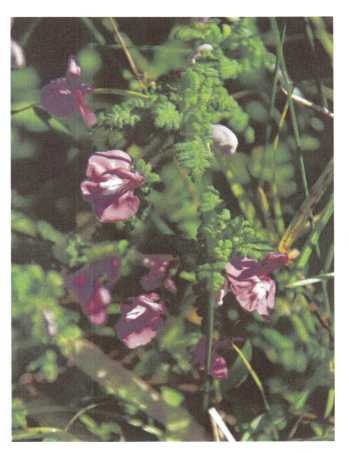

131 毛蕊草

【别名】毛蕊花，大毛叶。

【医籍记载】《云南中草药》："消炎，止血，拔毒。"

【来源】玄参科植物毛蕊花*Verbascum thapsus* L.。

【形态特征】多年生草本，高1m左右，全体密被黄色

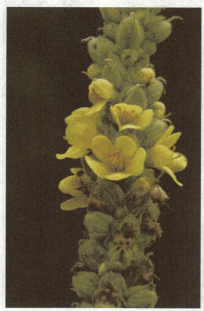

绵毛。茎直立。单叶互生，茎生叶大而丛状密集，长圆形，往上则减小，先端渐尖，基部楔形下延，全缘，无柄。穗状花序圆柱形，自茎顶伸长；花黄色。蒴果球形，熟时开裂为2果瓣。种子多数。花期夏季。

【生境及分布】生于山坡空旷地或荒地上，有栽培。喜温暖、向阳而较干燥的环境，以疏松、肥沃的砂质壤土栽培为宜。分布于新疆、江

苏、浙江、西藏、云南、四川、贵州等地。

【药用部位及采收】药用全草。夏秋季采收，鲜用或阴干备用。

【性能功效】味辛、苦，性寒。清热解毒，止血散瘀。

【单方验方】1．治跌打腰痛、瘀血肿痛：毛蕊草适量，研末，酒调成糊状，外敷患处。2．治热毒疮肿：毛蕊草9g，水煎服，红糖白酒为引。

【园艺价值】做地栽或盆栽观赏，观花叶类。

【主要化学成分】全草含棉籽糖，水苏糖，桃叶珊瑚苷和梓醇等。叶含少量鱼藤酮和香豆精等。

【现代研究】药理研究显示，毛蕊草有抗病毒，抗过敏，泻下和利尿，降血糖等作用。临床上用于治疗慢性阑尾炎，皮肤疮痈溃疡肿痛和跌打损伤等。

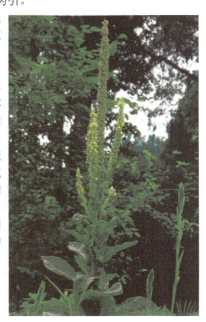

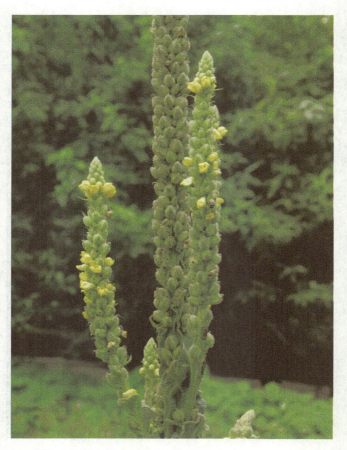

132　婆婆纳

【别名】双珠草，狗卵草。

【医籍记载】《百草镜》："治疝气，腰痛。"

【来源】玄参科植物婆婆纳 *Veronica didyma* Tenore。

【形态特征】一年或两年生蔓延草本，高5~25cm。茎铺散多分支，被长柔毛，纤细。叶对生；具短柄；叶片心形至卵形，先端钝，基部圆形，边缘具深钝齿，两面被白色柔毛。总状花序顶生；苞片叶状，互生；花梗略短于苞片；花萼4裂；花冠淡紫色、蓝色、粉色或白色；雄蕊2枚；子房上位，2室。蒴果近于肾形，稍扁，密被柔毛。种子背面具横

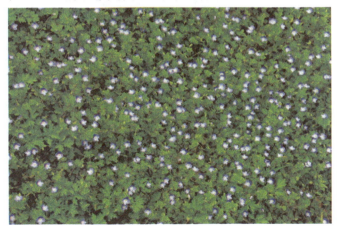

纹。花期3~10月。

【生境及分布】生于路边、田间及荒地等。分布于我国西北、华东、华中、西南等地。

【药用部位及采收】药用全草。3~4月采收，洗净，晒干备用或鲜用。

【性能功效】味甘，性微寒。凉血止血，固肾，止带。

【单方验方】1．治疝气肿痛：鲜婆婆纳15g，野鸦椿子9g，水煎服。2．治腰痛带下：婆婆纳、夜关门各30~50g，淘米水煎服。3．治吐血：婆婆纳20~30g，研末，开水吞服。

【园艺价值】做地栽、地被或盆栽观赏，观花叶类。

【主要化学成分】全草含甘露醇，大波斯菊苷和木樨草

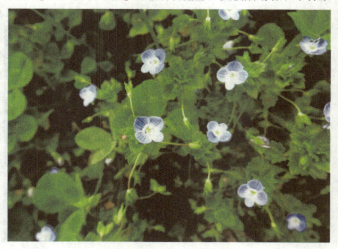

素-7-O-吡喃葡萄糖苷等。

【现代研究】临床上用于治疗腹股沟斜疝，慢性附件炎腰痛、带下和睾丸肿痛等。

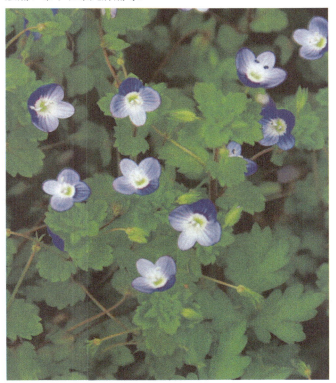

133 面根藤

【别名】打碗花。

【医籍记载】《天宝本草》："健脾开胃，疗瘦肥肌。"

【来源】旋花科植物打碗花Calystegia hederacea Wall.。

【形态特征】一年生缠绕草本，高8~40cm。具细长白色的根。植株矮小，蔓性。茎自基部分支，有细棱。单叶互生，具长柄，基部叶片长圆形，上部叶片戟形或3裂，侧叶片近三角形，全缘，叶基戟形或心形。花单生叶腋，具长花梗；苞片宽卵形；萼片5片，长圆形；花冠钟状，淡紫色或淡红色；雄蕊5枚；蒴果卵球形。种子黑褐色。花期夏季。

【生境及分布】生于田边、荒地、路旁。我国大部分地

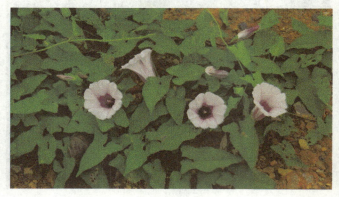

区有分布。

【药用部位及采收】药用全草。夏秋季采收，洗净，鲜用或晒干备用。

【性能功效】味甘、苦，性凉。健脾，利湿，调经。

【单方验方】1.治小儿脾虚胃弱：面根藤、鸡矢藤各等量，做膏吃。2.治肾虚耳聋：面根藤、响铃草各120g，炖猪耳朵服。

【园艺价值】做地栽、盆栽或栅栏旁观赏，观花类。6~9月观淡紫红色或淡红色花。

【主要化学成分】根茎含防己内酯，掌叶防己碱等；叶、花含山柰酚-3-乳糖苷等。

【现代研究】临床上用于治疗小儿消化不良，便秘，泌尿道感染血尿和月经不调等。

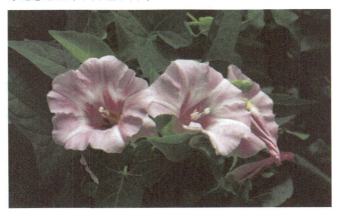

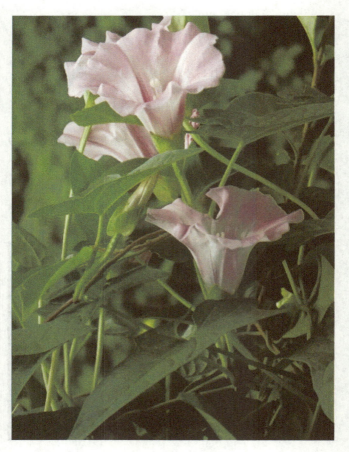

134 旋 花

【别名】打破碗花，筋根花。

【医籍记载】《本经》："主益气，……其根味辛，主腹中寒热邪气，利小便。"

【来源】旋花科植物旋花 *Calystegia sepium* (L.) R.Br.。

【形态特征】多年生缠绕草本。全株无毛。茎缠绕或匍匐，有细棱。叶互生，具长柄，叶型多变，常三角状卵形或宽卵形，先端渐尖或锐尖，叶基戟形或心形，全缘或基部

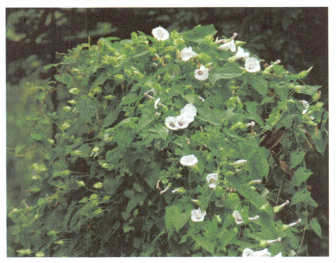

稍延伸为具2~3齿缺的裂片。花单生叶腋，具长花梗；苞片2片，宽卵形；萼片5片，卵形；花冠漏斗状，白色或粉红色；雄蕊5枚；子房无毛，柱头2裂。蒴果卵形。种子黑褐色。花期6~7月。

【生境及分布】生于田边、荒地、路旁。我国大部分地区有分布。

【药用部位及采收】药用花、茎叶和根。花：6~7月花开时采收，晾干备用。茎叶：夏季采收，洗净，鲜用或晒干备用。根：3~9月采挖，洗净，晒干备用或鲜用。

【性能功效】花：味甘，性温。益气，养颜，涩精。茎叶：味甘，性平。清热解毒。根：味甘、苦，性微温。益气补虚，续筋接骨，解毒。

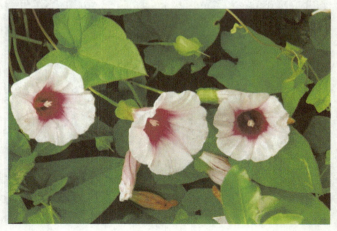

【单方验方】根：1. 治胃痛腹胀：旋花根、苦蒜各20g，水煎服。2. 治红淋、白浊：旋花根、无娘藤、车前草各20g，水煎服。3. 治失眠：旋花根、山枝茶、羊奶奶各10g，水煎服。4. 治便秘：旋花根、土大黄各20g，水煎服。5. 治疝气肿痛：旋花根、小茴香根各30g，水煎服。

【园艺价值】做地栽、盆栽或栅栏旁观赏，观花类。6~9月观粉红色或白色花。

【现代研究】药理研究显示，有一定的降血糖作用。临床上用于治疗外伤，蜂窝组织炎，遗尿，遗精和蛔虫病等。

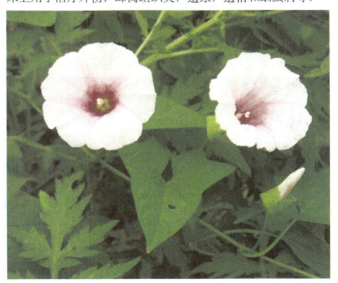

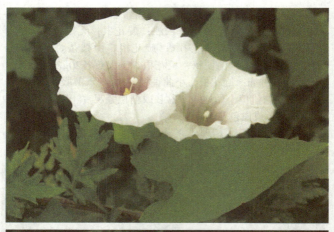

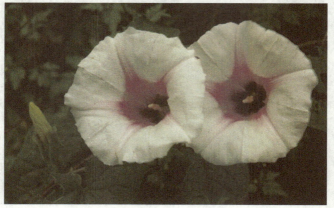

135　马蹄金

【别名】小金钱草，马蹄草。

【医籍记载】《百草镜》："利湿热。治黄疸，臌胀，白浊，经闭。"

【来源】旋花科植物马蹄金 *Dichondra repens* G. Forst.。

【形态特征】多年生匍匐小草本。茎细长，光滑或稍被灰色疏柔毛，节上生根。单叶互生，叶柄长3~7cm；叶片圆形或肾形，直径 2~4cm，先端宽圆形，基部阔心形，全缘。花序单生于叶腋，伞梗生于叶腋，每一花梗顶端有花3~6朵；萼片5片；花冠钟状，黄色，深5裂；雄蕊5枚；子房2室。蒴果近球形，膜质。种子黄色至褐色，无毛。花期4月，果期7~8月。

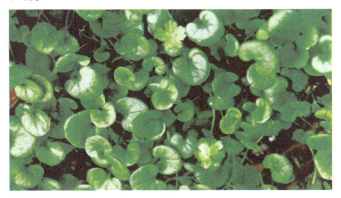

【生境及分布】生于路旁、草丛、墙下等半阴湿处及土质肥沃的田间和山地。分布于我国长江以南各地。

【药用部位及采收】药用全草。全年可采，洗净，鲜用或晒干备用。

【性能功效】味苦、辛，性凉。清热利湿，活血止痛。

【单方验方】1. 治黄疸胁痛：马蹄金、凤尾草、酢浆草各50g，水煎服。2. 治跌打伤痛：马蹄金50g，酒水各半煎服。3. 治带状疱疹：马蹄金适量，捣烂取汁涂搽患处。4. 治指疗：马蹄金、半边莲鲜品各适量，捣烂外敷。

【园艺价值】做地栽、盆栽或栅栏旁观赏，观叶类。

【现代研究】药理研究显示，马蹄金体外实验有抗白喉杆菌、金黄色葡萄球菌、大肠杆菌和溶血性链球菌等作用。临床上用于治疗传染性黄疸型肝炎，胆道结石，泌尿道结石，带状疱疹，化脓性指头炎，跌打损伤，蛇咬伤和外伤性疼痛等。

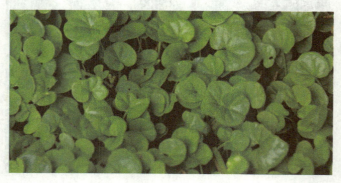

136 牵 牛

【别名】黑丑，白丑，丑牛子。

【医籍记载】《药性论》："治痃癖气块，利大小便，除水气虚肿。落胎。"

【来源】旋花科植物牵牛*Pharbitis nil* (L.) Choisy或圆叶牵牛*Pharbitis purpurea* (L.) Voigt。

【形态特征】牵牛：一年生攀援植物，茎缠绕，多分支。叶互生，心形，三裂至中部，中间裂片卵圆形，先端短渐尖；两侧裂片斜卵形；全缘，两面均被毛。花2～3朵腋生，萼5深裂，裂片狭披针形；花冠漏斗状，先端5浅裂，紫色或淡红色；雄蕊5枚；子房圆形。蒴果球形。花期6～9月，果期7～9月。

圆叶牵牛：叶片圆心形或宽卵状心

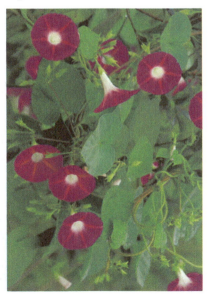

形，通常全缘。

【生境及分布】生于路旁、草丛、墙下等半阴湿处。适应性较强，以温和气候和中等肥沃的砂质壤土生长较好。分布于我国长江以南各地。

【药用部位及采收】药用成熟种子（药名为"牵牛子"）。秋季果实未开裂时将藤茎割下，晒干，种子自然脱落，除去果壳和杂质。

【性能功效】味苦、辛，性寒。泻水消积。

【单方验方】1. 治水肿：牵牛子、旋花根各15g，水煎服；或牵牛子、老生姜、陈皮各10g，红糖适量，水煎

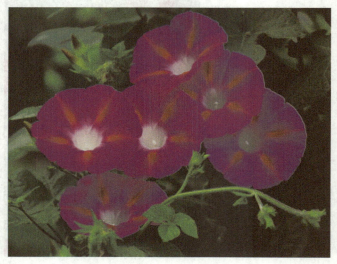

服。2．治胃痛：牵牛子、万年荞各10g，水煎服。3．治鹤膝风：牵牛子、生姜、葱各适量，捣烂加酒外包。4．治一切虫积：牵牛子100g（炒、研末），槟榔50g，使君子肉50个（微炒），研末，每次服6g，砂糖调下，小儿减半服。

【园艺价值】做地栽、地被或盆栽观赏，观花叶类。

【主要化学成分】种子含牵牛子苷，生物碱，脂肪油，蛋白质，多种糖类和色素等。

【现代研究】药理研究显示，牵牛子有明显泻下和利尿作用，使尿量增加，能兴奋肠道和子宫平滑肌，对蛔虫和绦虫有一定杀灭效果。临床上用于慢性肾炎水肿，癫痫，寄生虫病和淋巴结结核等。

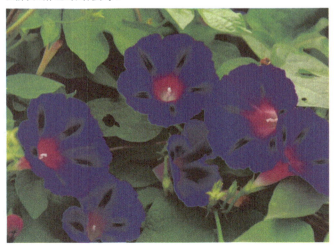

137　翼鹅藤

【别名】白花藤，飞蛾藤。

【来源】旋花科植物翼萼藤*Porana racemosa* Roxb.。

【形态特征】多年生缠绕草本或藤本，具柔毛或近于
光滑。叶互生，圆卵形，先端尖锐或长尖，基部心脏形，全
缘。总状花序具叉状分支；着生于分支处的苞片心脏形，无
柄，生于花柄基部的苞片呈线形；花萼5裂，裂片线状披针
形，具柔毛；花冠白色，长约1cm，5裂，裂片深达中部；雄
蕊5枚，在管部排列不齐，2枚较高，2枚较低，另1枚居中；
花柱线形，柱头椭圆形，2裂。蒴果光滑，具椭圆状匙形的宿

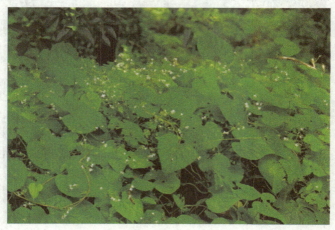

存萼片。花期9月。

【生境及分布】生于路旁灌木林中。分布于我国长江以南至西南各地。

【药用部位及采收】药用根或全草。夏秋季采收，除去杂质，切碎，鲜用或晒干备用。

【性能功效】味辛，性微寒。行气止痛，清热解毒。

【单方验方】1．治无名肿毒：翼萼藤30g，水煎洗患处。2．治劳伤疼痛：翼萼藤30g，泡酒服。3．治感冒高烧：翼萼藤、千里光各10~20g，水煎服。4．治伤风感冒、食积不化：翼萼藤10~15g，水煎服。

【药膳】嫩茎叶洗净，炒、拌、烫、煮或做汤等食用。

【园艺价值】做地栽、地被或盆栽观赏，观花叶类。

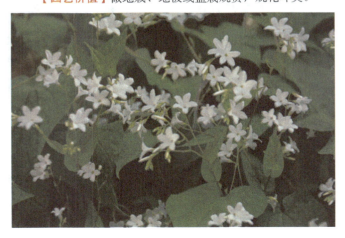

【现代研究】临床上用于治疗感冒发热，消化不良，跌打损伤和无名肿痛等。

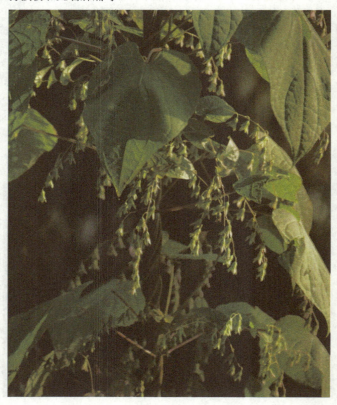

138 竹叶菜

【别名】鸭跖草，鸭舌草。

【医籍记载】《本草拾遗》："主寒热瘴疟，痰饮，疔肿，肉癥涩滞，小儿丹毒，发热狂痫，大腹痞满，身面气肿，热痢，蛇犬咬，痈疽等毒。"

【来源】鸭跖草科植物鸭跖草 *Commelina communis* L.。

【形态特征】一年生草本。茎基部匍匐，上部直立，微被毛，下部光滑，节稍膨大，其上生根。单叶互生，披针形或卵状披针形，基部下延成膜质鞘，抱茎，有缘毛；无柄或

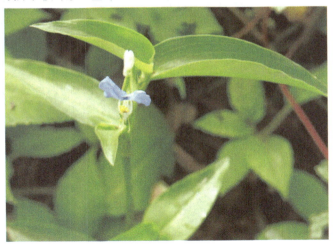

几无柄。聚伞花序；总苞心状卵形，边缘对合折叠，基部不相连，有柄；萼片3片，膜质；花瓣深蓝色；雄蕊6枚；子房卵形，2室。蒴果椭圆形。花期5~9月，果期6~11月。

【生境及分布】生于海拔100~2400m的湿润阴湿处。喜温暖湿润气候，耐寒，可以在阴湿的田边、溪边、村前屋后栽培。分布于我国大部分地区。

【药用部位及采收】药用全草。6~7月开花期采收全草，洗净，鲜用或晒干备用。

【性能功效】味甘、淡，性寒。清热解毒，利水消肿。

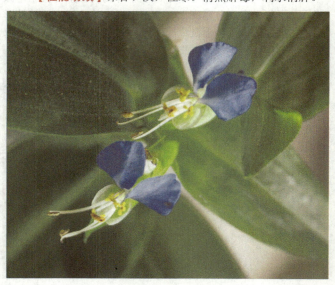

【单方验方】1．治感冒发热、口渴：竹叶菜30~50g，水煎，分2~3次服。2．治咯血、吐血：鲜竹叶菜、鲜地星宿各30g，水煎服。3．治热毒痈肿、虫蛇咬伤：竹叶菜鲜品适量，捣烂外敷患处。4．治热淋涩痛，小便短赤：竹叶菜、车前草、淡竹叶各20g，水煎服。

【药膳】嫩茎叶洗净，炒、拌、烫、煮或做汤等食用。

【园艺价值】做地栽、地被或盆栽观赏，观花叶类。

【主要化学成分】全草含左旋-黑麦草内酯，无羁萜，β-谷甾醇。花含花色苷，鸭跖黄酮苷和鸭跖兰素等。

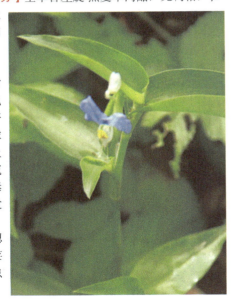

【现代研究】药理研究显示，竹叶菜有抑制金黄色葡萄球菌、大肠杆菌，杀灭变异链球菌等作用。临床上用于防治感冒、流感，治疗急性病毒性肝炎，感染性发热，大叶性肺炎，麦粒肿，流行性腮腺炎，水肿，疟疾，高血压病和虫蛇咬伤等。

139 紫鸭跖草

【别名】血见愁，鸭舌草。

【医籍记载】《广西中药志》："活血，止血，解蛇毒。"

【来源】鸭跖草科植物紫露草*Tradescantia virginiana* L.。

【形态特征】一年生草本，高20~50cm。茎稍呈肉质，多分支，紫红色，下部匍匐，节上生根，上部近直立。叶互生，叶片披针形或条形，先端渐尖，基部鞘部抱茎，鞘口有白色长睫毛；无柄；全缘，上面暗绿色，下面紫红色。聚伞花序顶生或腋生，具花梗；萼片3片，绿色；花蓝紫色，花瓣3瓣；雄蕊6枚，2枚发育；子房上位，3室。蒴果椭圆形。花期6~9月。

【生境及分布】我国多栽培于庭院和温室中。原产北

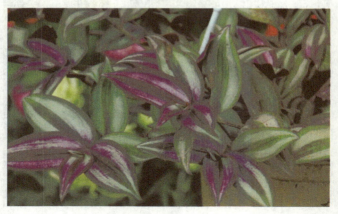

美洲。

【药用部位及采收】药用全草。夏秋季采收，洗净，鲜用或晒干备用。

【性能功效】味甘、淡，性凉。清热散结，利尿，活血。

【单方验方】1．治蛇咬伤：紫鸭跖草适量，捣烂外敷患处。2．治咯血、吐血：紫鸭跖草、土大黄各30g，水煎服。3．治热淋涩痛，小便短赤：紫鸭跖草、猪殃殃、毛蜡烛各20g，水煎服。

【园艺价值】做地栽、地被或盆栽观赏，观花叶类。

【主要化学成分】全草含左旋-黑麦草内酯，无羁萜，β-谷甾醇。花含花色苷，鸭跖黄酮苷和鸭跖兰素等。

【现代研究】临床上用于治疗急性肾炎水肿，肺结核咯血和虫蛇咬伤等。

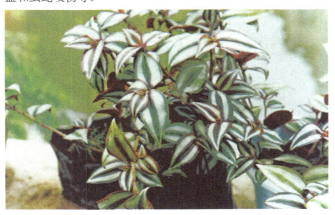

140 延胡索

【别名】元胡，玄胡。

【医籍记载】《本草纲目》："行血中气滞，气中血滞，故专治一身上下诸痛。"

【来源】罂粟科植物延胡索*Corydalis yanhusuo* W.T.Wang。

【形态特征】多年生草本，高10~20cm。块茎球形。地上茎短，纤细，稍带肉质。基生叶与茎生叶同型，有柄；茎上叶互生，二回三出复叶，小叶片长椭圆形、长卵圆形或线形；先端钝或锐尖，全缘。总状花序顶生或与叶对生，花红

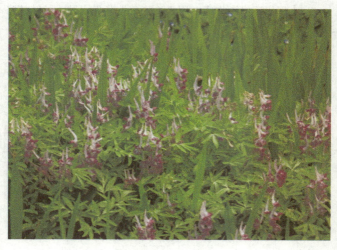

紫色；花萼早落；花瓣4瓣；外轮2片稍大；雄蕊6枚，花丝联合成两束；子房扁圆形。蒴果。花期4月，果期5~6月。

【生境及分布】生于山地林下，有栽培。喜温暖湿润气候，耐寒，怕旱，怕涝，怕强光照。以地势较高、向阳、排水良好、含腐殖质的中性或微酸性的砂质土壤栽培为宜。分布于河北、山东、江苏和浙江等地。

【药用部位及采收】药用块茎。5月地上部分枯萎后，选晴天挖取块茎，摊放室内，除去须根，擦去老皮，洗净，过筛，分级，倒入沸水中煮烫，不断搅拌，煮至无白心为度，捞起，晾晒干燥备用。

【性能功效】味辛、苦，性温。活血祛瘀，行气止痛。

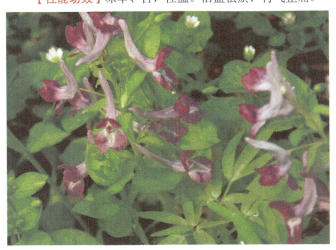

【单方验方】1. 治痛经伴腰痛：延胡索、当归、桂枝各等量，研末，每次3~5g，白酒或清酒送服。2. 治胃脘疼痛：延胡索研末，每次3~5g，温酒送服。3. 治心腹及肢体疼痛：延胡索、川芎、郁金各3~6g，水煎服。4. 治跌打损伤腰腿痛：延胡索炒黄，每次3~6g，开水送服，可以适量加酒3~5ml同服。5. 治产后小腹疼痛：延胡索、桂心各15g，当归30g，研细末，每次3~5g，热酒调下。

【园艺价值】做地栽、地被或盆栽观赏，观花叶类。

【主要化学成分】块茎含延胡索甲素（紫堇碱甲），延胡索乙素（消旋四氢巴马汀），延胡索丙素，延胡索丁素，延胡索癸素和延胡索丑素等。

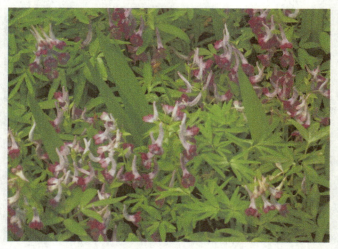

【现代研究】药理研究显示，延胡索有镇痛，麻醉，松弛肌肉，轻度降温和镇吐，调节消化功能，抑制胃酸分泌，降低胃液酸度和胃蛋白酶活性等作用。临床上用于治疗胃、十二指肠溃疡，慢性胃炎，冠心病心绞痛，各种平滑肌痉挛疼痛，早期高血压，慢性心房纤维性颤动和暂时性失眠等。

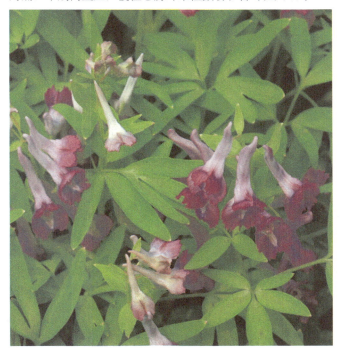

141 虞美人

【别名】丽春花，锦被花。

【医籍记载】《我国中草药汇编》："镇咳，镇痛，止泻。主治咳嗽，腹痛，腹泻。"

【来源】罂粟科植物虞美人Papaver rhoeas L.。

【形态特征】一年或二年生植物，高30~90cm。全体被伸展刚毛。茎直立，有分支。叶互生；下部的叶具柄，上部者无柄；叶片披针形，羽状分裂，下部全裂，边缘有粗锯齿，两面被淡黄色刚毛。花单朵顶生，颜色鲜艳；萼片2片，椭圆形，绿色；花瓣4瓣，近圆形，紫红色，边缘带白色，基部具深紫色的小紫斑；花药长圆形，黄色；子房倒卵圆形，无毛，柱头5~18枚，辐射状。蒴果阔倒卵形，边缘圆齿状。种子多数，肾状长圆

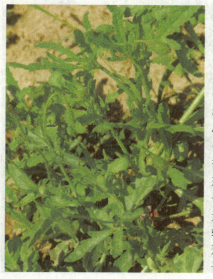

形。花期4~5月，果期5~7月。

【生境及分布】喜温暖湿润、阳光充足的环境，耐寒，怕暑热，以排水良好、疏松肥沃的砂质土壤栽培为宜。我国各地庭园有栽培。

【药用部位及采收】药用全草或花、果实。全草：夏秋季采收，晒干备用。果实：种子呈褐色时分批采收，阴凉干燥处保存，备用。

【性能功效】味苦、涩，性微寒；有毒。镇咳，镇痛，止泻。

【单方验方】1.治风热咳嗽：虞美人花3g，水煎服。2.治痢疾：鲜虞美人全草6g，煎汤分2次内服。

【园艺价值】做地栽、地被或盆栽观赏，观花果类。

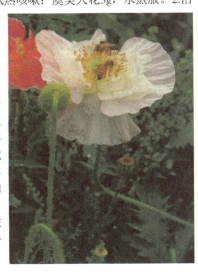

【主要化学成分】全草含黄连碱，四氢黄连碱，丽春花定碱，丽春花宁碱，异丽春花定碱等。花含花青素，矢车菊素，对羟基苯甲酸和快康蹄纹天竺苷等。

【现代研究】临床上用于治疗感冒，流行性感冒和腹泻等。

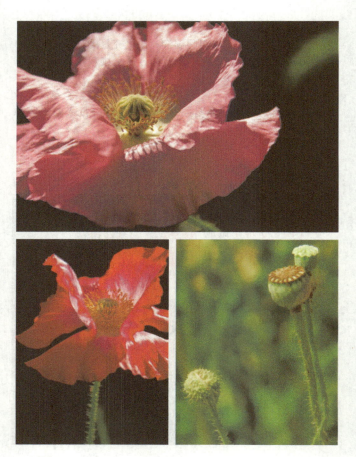

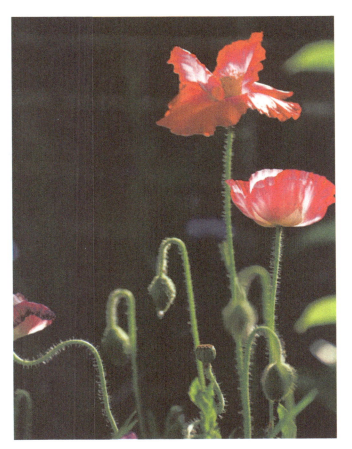

142　西红花

【别名】藏红花，番红花。

【医籍记载】《本草纲目》："活血，又治惊悸。"

【来源】鸢尾科植物番红花 *Crocus sativus* L.。

【形态特征】多年生草本。地下鳞茎球形，外包褐色膜质鳞叶。叶片线形，叶缘反卷，具细毛。花顶生，花茎细长，花被片6片，倒卵圆形，淡紫色，花冠筒细长，雄蕊3枚，花药基部箭形；雌蕊1枚，子房下位，花柱细长，黄色，柱头3枚，伸出花被筒外后下垂，深红色，顶端略膨大。蒴果长圆形。

【生境及分布】喜温暖湿润气候，耐寒，怕酷热，以向阳、疏松肥沃、富含腐殖质、排水良好的砂质土壤栽培为宜。分布于南欧各国和伊朗。我国现有栽种。

【药用部位及采收】药用花柱头。10~11月下旬，晴天日出时采花，摘下柱头，随即晒干，或在55~60℃湿度下烘干，密闭存放备用。

【性能功效】味甘，性平。活血调经，散郁开结，凉血解毒。

【单方验方】1．治痛经：西红花3g，益母草、丹参各12g，水煎服。2．治胸膈满闷，惊恐恍惚：西红花3g，开水冲服。3．治跌打损伤：西红花3g，煎汁，加白酒少许，外洗伤处。4．治温病热入营血证，发斑，发疹：西红花3g，大青叶、板蓝根各12g，水煎冲服。

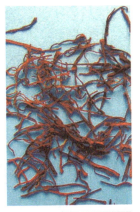

【药膳】开水泡饮服，或作为红色的天然食品调色料。

【园艺价值】做地栽、盆栽或插花配材观赏。观花类。8~10月观紫色花。

【主要化学成分】花含藏红花素，番红花酸，菜油甾醇，豆甾醇，齐墩果酸，棕榈酸，亚麻酸，β-谷甾醇，苦藏红花苷和番红花醛等。

【现代研究】药理研究显示，西红花有抗血凝，利胆，兴奋子宫，增加肠蠕动和延长动物动情周期等作用。临床上用于治疗中耳炎，白血病，再生障碍性贫血和冠心病等。

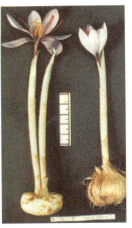

143 唐菖蒲

【别名】搜山黄。

【医籍记载】《贵州民间药物》："清热解毒。治疮毒，咽喉红肿，痧症，虚热。"

【来源】鸢尾科植物唐菖蒲 *Gladiotus gandavensis* Van Houtt.

【形态特征】多年生草本。球茎扁圆球状，外包棕黄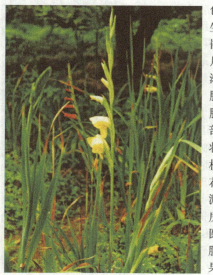色膜质包被。叶基生，或于茎上互生，嵌叠状排成2列；叶片剑形，质硬，先端渐尖，基部鞘状；主脉突出，具多条平行脉。花茎不分支，下部具数片互生叶；穗状花序顶生，具苞片2枚；花单生苞片内，花被裂片6片；花冠管漏斗状；雄蕊3枚；子房下位，3室。蒴果椭圆形。种子扁平，具膜质翅。花期5~7月，果期7~9月。

【生境及分布】喜温暖湿润气候，夏季喜凉爽，不耐过度炎热。以向阳、排水良好、土层深厚肥沃的砂质土壤栽培为宜。我国各地均有栽培，西南部分地区有逸为半野生者。

【药用部位及采收】药用球茎。秋季采挖，洗净，晒干备用或鲜用。

【性能功效】味苦、辛，性凉。清热解毒，散瘀消肿。

【单方验方】1. 治疮毒肿痛：唐菖蒲适量，捣烂拌蜂蜜等份，外敷患处。2. 治痄腮：唐菖蒲球茎，加水、酒磨成汁水，外搽患处，每日2次。3. 治跌打损伤：唐菖蒲15g，泡酒500ml，早晚各服10~15ml。

【园艺价值】做地栽、盆栽或插花配材观赏。观花类。5~7月观红色、粉红色花。

【主要化学成分】球茎含有阿糖配半乳聚糖-蛋白质和微量元素铁、锰、锌等。

【现代研究】临床上唐菖蒲用于治疗跌打损伤，急性咽喉炎，腮腺炎和疮痈等。

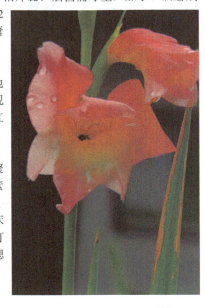

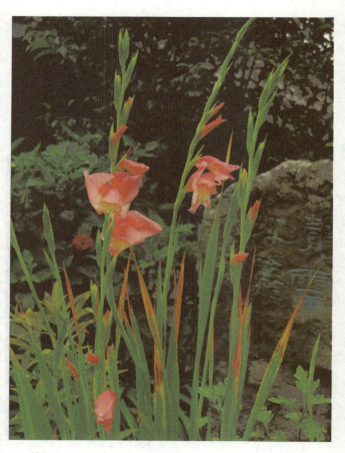

144 蝴蝶花

【别名】扁竹根，豆豉叶。

【医籍记载】《上海常用中草药》："解毒，消肿止痛。治肝炎，肝肿大，肝痛，喉痛，胃病。"

【来源】鸢尾科植物蝴蝶花*Iris japonica* Thunb.。

【形态特征】多年生草本，高40~60cm。根茎横生，竹鞭状。叶基生，叶片剑形，先端渐尖，全缘。花葶高出于叶，花多排成疏散的总状聚伞花序，分支5~12个；苞片2~3枚，内含2~4朵花；花淡紫色或蓝紫色，外轮花被裂片3片，内轮花被裂片先端微凹，边缘有细裂齿；雄蕊3枚，花丝浅蓝色，花药白色；子房纺锤形，花柱3枚，分支扁平，先端2裂。蒴果椭圆形。种子黑褐色，为不规则的多面体。花期3~4

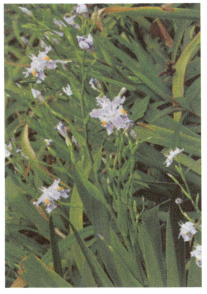

月，果期5~6月。

【生境及分布】生于山坡较荫蔽而湿润的草地、疏林下或林缘草地。分布于陕西、甘肃、江苏、安徽、浙江、福建、湖北、湖南、广东、广西、四川、贵州和云南等地。

【药用部位及采收】药用根茎。春夏季采收，洗净晒干备用或鲜用。

【性能功效】味苦、辛，性凉。行气利水，解毒散结。

【单方验方】1. 治食积饱胀：蝴蝶花、隔山消各10g，水煎服。2. 治水肿：蝴蝶花、奶浆藤各10g，水煎服。3. 治久疟：蝴蝶花10g，青蒿30g，水煎服。4. 治子宫脱垂：蝴蝶

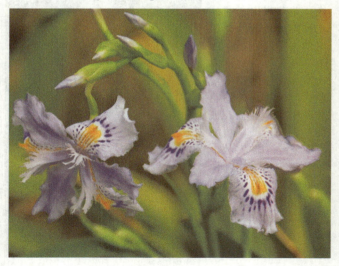

花10g，臭牡丹根20g，阳雀花30g，水煎服。5．治蛔积：蝴蝶花、阳荷根各15g，水煎服。

【园艺价值】做地栽、盆栽或切花观赏，观花类。3~4月观淡紫色或蓝紫色花。

【主要化学成分】花瓣含恩比宁、当药素；叶含维生素C；地上部分含蝴蝶花素A、B，鸢尾黄酮新苷元A、B，鸢尾苷元等。

【现代研究】临床上蝴蝶花用于治疗水肿，疟疾反复所致的肝脾肿大，急性咽喉炎和蛔虫腹痛等。

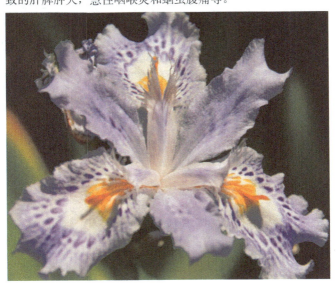

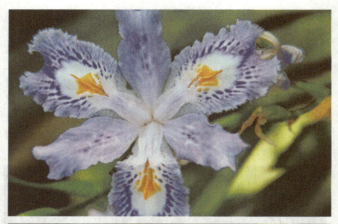

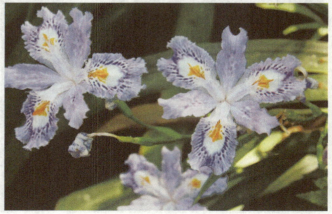

145　鸢　尾

【别名】乌鸢，紫蝴蝶，鸢根。

【医籍记载】《本经》："（根茎）主破癥瘕积聚，去水，下三虫。"《湖南药物志》："（全草）治风湿痛，叶煎水洗澡。"

【来源】鸢尾科植物鸢尾*Iris tectorum* Maxim.。

【形态特征】多年生草本。根茎匍匐多节，浅黄色。叶互生，2列，剑形。花蓝紫色，以1~3朵排成总状花序，花柄基部有1个佛焰花苞，覆船状，比花柄长；花被6片，2轮，外轮3片，上面有鸡冠状突起，白色或蓝色，内轮3片较小。蒴果长椭圆形。花期4~5月。

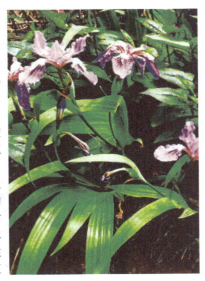

【生境及分布】生于林下、山脚及溪边的潮湿地。喜向阳，半耐阴环境，对湿润而排水良好的各种土壤均能适应。我国大部分地区

有栽培，或有野生。

【药用部位及采收】药用根茎，叶或全草。根茎：全年可采收，挖出根茎，除去茎叶及泥土，洗净，鲜用或切片晒干备用。全草：夏秋季采收，洗净，切碎生用或晒干备用。

【性能功效】根茎：味苦、辛，性平；有小毒。消积杀虫，破瘀行水，解毒。全草：味辛、苦，性平。清热解毒，祛风利湿，消肿止痛。

【单方验方】根茎：1. 治顽固性便秘：鸢尾9g，水煎服（便通停服）。2. 治食积饱胀：鸢尾切细，每次服1~2g。3. 治痞块：鸢尾适量，捣烂外包患部。4. 治月家病(子宫内膜炎)：鸢尾、野青菜各10g，水煎服。5. 治食积、气滞血积：鸢尾根茎9g，薏苡仁根15g，刘寄奴9g，水煎，以酒为引

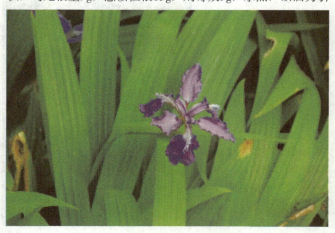

服；或研末，以酒调服。

全草：1．治骨折：鸢尾鲜全草适量，捣烂，胡椒为引，调匀敷患处。2．治皮肤瘙痒：鸢尾全草10~20g，水煎浸洗患处。

【园艺价值】做地栽、盆栽或切花观赏，观花类。4~5月观浅紫色或紫蓝色花。

【主要化学成分】叶含维生素C，花含恩比宁，根茎含鸢尾黄酮苷、鸢尾黄酮新苷等。

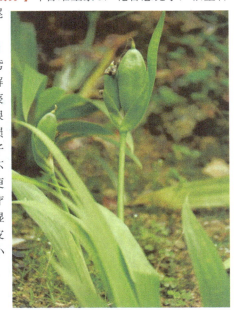

【现代研究】药理研究显示，鸢尾根茎有抗炎，解热，抗过敏及祛痰等作用。临床上根茎用于治疗跌打损伤，疮痈肿痛，子宫内膜炎，消化不良和食后腹胀、便秘等；叶用于治疗跌打肿痛，风湿病关节肿痛，皮肤湿疹瘙痒，小儿消化不良等。

146 紫萁贯众

【别名】紫萁，紫蕨。

【医籍记载】《贵州民间药物》："祛瘀活血，解毒。治劳伤血滞，疯狗咬伤。"

【来源】紫萁科植物紫萁 *Osmunda japonica* Thunb.。

【形态特征】多年生草本，高30~100cm。根茎粗壮，横卧或斜升，无鳞片。叶二型，幼时密被茸毛；营养叶有长柄，叶片三角状阔卵形，长30~50cm，宽25~40cm，顶部以下2回羽状，小羽片长圆形或长圆状披针形，先端钝或尖，基部圆形或宽楔形，边缘有匀密的细钝锯齿。孢子叶强度收缩，

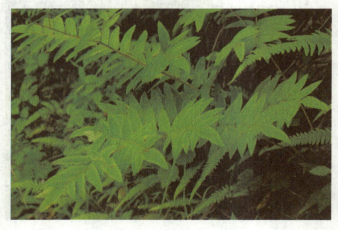

小羽片条形，长1.5~2cm，沿主脉两侧密生孢子囊，形成长大深棕色的孢子囊穗，成熟后枯萎。

【生境及分布】生于林下、山脚或溪边的酸性土上。分布于甘肃、山东、湖北、湖南、广西、四川、贵州和云南等地。

【药用部位及采收】药用根茎及叶柄残基。春秋季采挖根茎，削去叶柄、须根，除净泥土，晒干备用或鲜用。

【性能功效】味苦，性微寒；有小毒。清热解毒，驱虫，止血。

【单方验方】

1. 治肠寄生虫病：紫萁贯众15g，使君子12g，槟榔10g，水煎服。2. 治风热感冒咽痛：紫萁贯众、桑叶、菊花各12g，水煎服。3. 治热毒疖腮肿痛：紫萁贯众、板蓝根各15g，水煎服，另用独脚莲根适量，醋磨外搽。4. 治痔疮便血：紫萁贯众、地榆炭、侧柏炭各15g，水煎服。

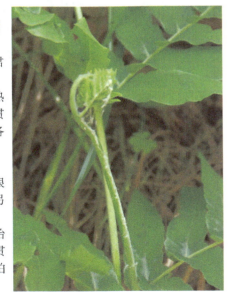

【药膳】根茎提取淀粉。开水冲食或做粑粑、凉皮食用；亦可代芡粉用于炒菜。

【园艺价值】做地栽、盆栽或摆花观赏，观叶类。

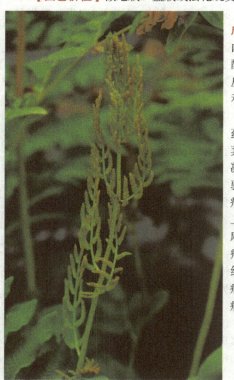

【主要化学成分】根茎含紫萁内酯，尖叶土杉甾酮A，琥珀酸，蜕皮甾酮，蜕皮素和多糖等。

【现代研究】药理研究显示，紫萁贯众能明显缩短凝血时间，体外试验显示有驱虫、抗病毒等作用。临床上用于预防感冒、麻疹和流感；治疗痔疮，急性肠炎，细菌性痢疾，钩虫病、蛔虫病、绦虫病和血吸虫病等。

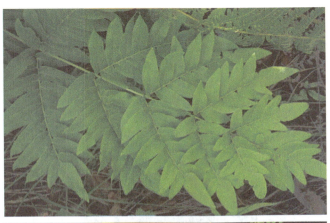

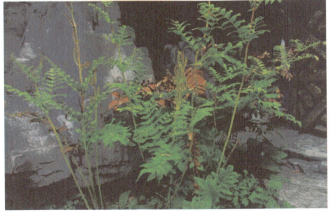

147 铁箍散

【别名】猪尾巴，狗屎花。

【医籍记载】《贵州民间草药》："解毒，消肿。"

【来源】紫草科植物琉璃草*Cynoglossum zeylanicum* (Vahl.) Thunb.ex Lehm.。

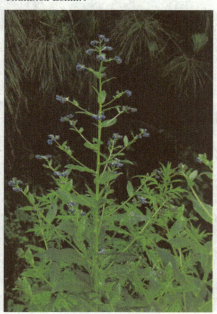

【形态特征】

二年或多年生草本，高40~60cm。主根粗壮，黑褐色。茎直立，上部分支。叶互生，狭长椭圆形或宽披针形，两面均贴生粗毛，先端尖，基部渐狭。总状花序顶生或腋生；花萼深5裂；花蓝色或白色；花冠漏斗状；雄蕊5枚；子房上位。小坚果卵圆形，密生短钩刺。花期5~6月，果期7~9月。

【生境及分布】生于向阳山坡、路边或林间草地。喜温暖向阳。以排水良好、土层深厚肥沃的土壤栽培为宜。分布于我国华东、华南、西南和陕西、甘肃、台湾、河南等地。

【药用部位及采收】药用嫩茎叶或根。春夏季采集，洗净，切段，晒干备用或鲜用。

【性能功效】味苦，性寒。清热利湿，散瘀止血，解毒消肿。

【单方验方】1. 治虚弱浮肿：铁箍散，臭牡丹各30g，炖肉吃。2. 治妇女带下：铁箍散、胭脂花根各20g，水煎服。3. 治疗痈肿痛：鲜铁箍散适量，捣烂外敷患处。4. 治外伤出血：铁箍散叶适量，研末撒放出血处。

【药膳】鲜嫩茎叶洗净、炒、做汤食用。肉质根干燥，用前温水洗净、浸泡，与肉炖熟、煮糯米粥或炒后食用。

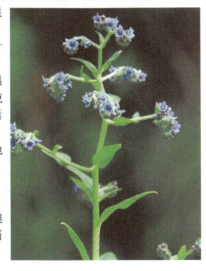

【园艺价值】做地栽、地被或盆栽观赏，观花叶类。

【主要化学成分】地上部分含月桂酸，澳洲倒提壶碱和 β-谷甾醇等。

【现代研究】临床上用于治疗崩漏，带下，睾丸肿痛，外伤出血，肺结核咳嗽，急性黄疸型肝炎和水肿等。

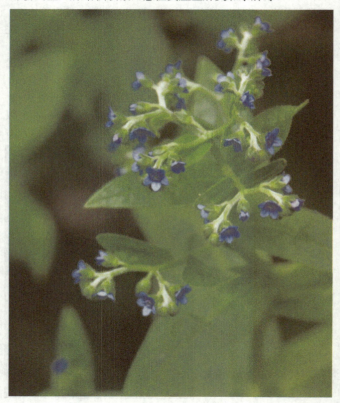

148　紫茉莉

【别名】胭脂花根，紫茉莉叶。

【医籍记载】《本草纲目拾遗》："（根）去风，活血。治乳痈，白浊。"《滇南本草》："（叶）贴臁疮。"

【来源】紫茉莉科植物紫茉莉*Mirabilis jalapa* L.。

【形态特征】一年生或多年生草本，高约1m。根粗壮，圆锥形或纺锤形。茎直立，多分支，节处膨大。单叶对生，叶片纸质，卵形或心形，先端渐尖，基部截形或心形，全缘。花常1朵至数朵生于萼状总苞内，花色有紫红、粉红、白或黄等色，萼花瓣状，5裂，雄蕊5枚，子房上位，1室。瘦果近球形，有细纵棱，熟时黑

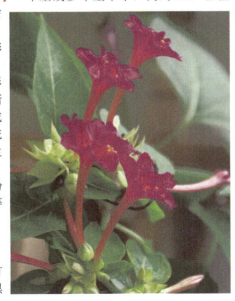

色。花期7~9月，果期9~10月。

【**生境及分布**】生于房前屋后墙脚下或庭园中。喜温暖湿润环境，略有荫蔽处生长更好，不耐寒，以深厚的肥沃夹砂的土壤栽种为好。我国各地常有栽培，亦有逸为野生者。

【**药用部位及采收**】药用根，叶。根：10~11月采收，挖取全根，洗净泥沙，鲜用；或去芦头及须根，刮去粗皮，去净黑色斑点，切片，晒干备用。叶：夏秋季生长旺盛未开花时采摘，洗净，鲜用。

【**性能功效**】根：味甘、苦，性平。活血散瘀，利水消肿。叶：味甘、淡，性微寒。清热解毒，祛风利湿，活血。

【**单方验方**】根：1. 治月经不调：紫茉莉根、对叶莲、马蹄当归各20g，甜酒水煎服。2. 治白带：紫茉莉根50g，

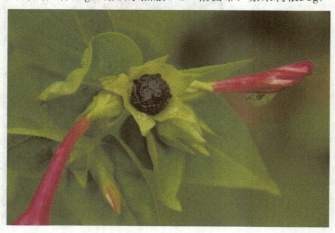

白木槿花10g，白芍10g，炖肉吃。3．治关节肿痛：紫茉莉根100g，水煎服。4．治消渴：紫茉莉根、刺老包根、夜关门根各20g，水煎服。5．治疮痈肿痛：鲜紫茉莉根适量，捣烂外敷。

叶：1．治骨折、无名肿毒：紫茉莉鲜叶适量，捣烂外敷患处，每日1次。2．治疥疮：紫茉莉鲜叶一握，洗净，捣烂，绞汁，涂抹患处。

【园艺价值】做地栽、地被或盆栽观赏，观花叶果类。

【主要化学成分】根含蛋白质、豆甾醇、葫芦巴碱和半乳糖等。叶含直链烷烃，酮，醇，甾体化合物和部分游离氨基酸等。

【现代研究】药理研究显示，紫茉莉根有皮肤黏膜刺激作用，能抑制金黄色葡萄球菌、痢疾杆菌，有抗病毒，抗肿瘤细胞增生等作用。叶有抗金黄色葡萄球菌、乙型链球菌、白喉杆菌和大肠杆菌的作用。临床上根用于治疗急性风湿热关节肿痛，糖尿病，咽喉肿痛，尿血，妇女带下病和泌尿道感染小便淋痛等。

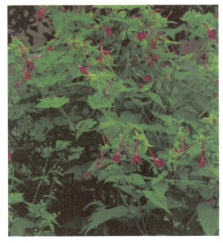

中文名笔画索引

十一画

拉丁文名索引

K

L

T

V

Y